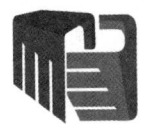 "十二五"职业教育国家规划教材
经全国职业教育教材审定委员会审定
全国卫生高等职业教育规划教材辅导教材

供临床医学、护理类及相关专业用

医学寄生虫学学习指导
第4版

主　编　高兴政

副主编　莫兴泽　汤自豪　杜娈英

编　委（按姓名汉语拼音排序）

杜娈英（承德医学院）	汤自豪（九江学院基础医学院）
高兴政（北京大学医学部）	汪　涛（九江学院基础医学院）
贾默稚（北京大学医学部）	于晶峰（内蒙古医科大学）
刘俊琴（山西医科大学汾阳学院）	鱼艳荣（北京大学医学部）
莫兴泽（黔南民族医学高等专科学校）	

北京大学医学出版社

YIXUE JISHENGCHONGXUE XUEXI ZHIDAO

图书在版编目（CIP）数据

医学寄生虫学学习指导/高兴政主编．—4版．
—北京：北京大学医学出版社，2015.6（2018.2重印）
ISBN 978-7-5659-0806-4

Ⅰ.①医… Ⅱ.①高… Ⅲ.①医学—寄生虫学—高等学校—教学参考资料 Ⅳ.①R38

中国版本图书馆CIP数据核字（2014）第053062号

医学寄生虫学学习指导（第4版）

主　　编：	高兴政
出版发行：	北京大学医学出版社
地　　址：	（100191）北京市海淀区学院路38号　北京大学医学部院内
电　　话：	发行部 010-82802230；图书邮购 010-82802495
网　　址：	http://www.pumpress.com.cn
E - mail：	booksale@bjmu.edu.cn
印　　刷：	北京瑞达方舟印务有限公司
经　　销：	新华书店
责任编辑：张彩虹　责任校对：金彤文　责任印制：李　啸
开　　本：787mm×1092mm　1/16　印张：6.75　字数：165千字
版　　次：1998年6月第1版　2015年6月第4版　2018年2月第2次印刷
书　　号：ISBN 978-7-5659-0806-4
定　　价：15.00元

版权所有，违者必究

（凡属质量问题请与本社发行部联系退换）

全国卫生高等职业教育规划教材辅导教材编写说明

本套学习指导是全国卫生高等职业教育规划教材的配套辅导教材。编写目的是便于学生理解和掌握主教材知识，提高实训实践能力，可作为相应课程的学习辅助用书、专升本考试复习资料、国家执业助理医师及护士执业资格考试的备考用书。

学习指导按照相应主教材章节顺序编排，每章（节）均包含测试题、参考答案。其中测试题涵盖教材主要知识点，同时紧扣执业助理医师、护士执业资格考试大纲，力求贴近执业资格考试的题型及试题比例。参考答案提供答题要点及思路，旨在提高学生的自主学习和自查自测能力。

书后附两套模拟试卷及参考答案。试题兼顾各章重点内容，题型覆盖日常考查、考试的常见题型，以及专升本考试、执业资格考试题型，便于学生自我检验学习效果，熟悉考试题型，明确考核的具体要求。

第 4 版前言

本书为全国卫生高等职业教育规划教材《医学寄生虫学》（第 4 版）的辅导教材，对相关层次学生具有重要的参考价值。

本辅导教材是在《医学寄生虫学学习指导》第 3 版 (高兴政主编，2008) 的基础上修订的。本辅导教材保持第 3 版的特色，重点突出、条理性强、简明扼要。本书主要包含涉及医学寄生虫学总论、医学原生动物、医学蠕形动物和医学节肢动物内容的测试题、综合测试题和模拟试卷，并附有参考答案；删去各章节的重点和难点内容，避免与教材重复。测试题包括复习、考试的全部题型 (填空题、选择题、名词解释、问答题和综合测试题)，但以选择题为主；并组合两份模拟试卷，模拟试卷则启示本门课程的考试范围、形式和特点。学生在学习教材的基础上，可自我测试，以提高综合分析、解决问题和应试的能力。

本辅导教材由北京大学医学部、九江学院基础医学院、黔南民族医学高等专科学校、承德医学院、内蒙古医科大学、山西医科大学汾阳学院工作在教学第一线的寄生虫学专家教授协作编写，是在全体编写人员的共同努力下完成的。

本辅导教材虽几经修改，但仍难免有不足之处，欢迎广大教师和学生批评、指正。

高兴政
于北京大学医学部

目录

第一章 总论 ... 1
 测试题 ... 1
 参考答案 ... 4

第二章 医学原生动物 ... 9
 第一节 医学原生动物概述和阿米巴 ... 9
  测试题 ... 9
  参考答案 ... 13
 第二节 鞭毛虫 ... 15
  测试题 ... 15
  参考答案 ... 20
 第三节 孢子虫 ... 23
  测试题 ... 23
  参考答案 ... 28
 第四节 纤毛虫 ... 31
  测试题 ... 31
  参考答案 ... 32

第三章 医学蠕形动物 ... 33
 第一节 医学蠕形动物概述和吸虫 ... 33
  测试题 ... 33
  参考答案 ... 40
 第二节 绦虫 ... 43
  测试题 ... 43
  参考答案 ... 49
 第三节 线虫 ... 53
  测试题 ... 53
  参考答案 ... 59
 第四节 棘头虫 ... 61
  测试题 ... 61
  参考答案 ... 62

第四章 医学节肢动物 ... 63
 第一节 医学节肢动物概述 ... 63
  测试题 ... 63
  参考答案 ... 65
 第二节 昆虫纲 ... 67
  测试题 ... 67
  参考答案 ... 73
 第三节 蛛形纲 ... 77
  测试题 ... 77
  参考答案 ... 82

综合测试题 ... 86
 参考答案 ... 87

模拟试卷（一） ... 91
 参考答案 ... 93

模拟试卷（二） ... 95
 参考答案 ... 97

第一章 总 论

测 试 题

一、填空题

1. 研究感染人的寄生虫和寄生虫病的科学称_____。
2. 联合国开发计划署、世界银行和世界卫生组织联合制定的热带病研究培训特别规划致力于在全世界范围内重点防治的 10 种热带病中除麻风病、结核病和登革热外，_____、_____、_____、_____、_____、_____和_____均属寄生虫病。
3. 两种生物生活在一起，其中一方从中获利，另一方受到损害，后者称_____。
4. 寄生在宿主体内组织、器官或细胞内的寄生虫称_____。
5. 在宿主外不能生存的寄生虫，其生活史全部阶段，至少有部分阶段（成虫）营寄生生活，此寄生虫称_____。
6. 寄生虫的幼虫或无性阶段寄生的宿主称_____。
7. 寄生虫发育的整个过程称_____。
8. 寄生虫生活史类型主要以是否需要中间宿主划分为_____和_____。
9. 寄生虫对宿主的主要危害有_____，_____，_____和_____。
10. 寄生虫可诱导宿主产生超敏反应，其中血吸虫尾蚴引起的超敏反应属_____型和_____型超敏反应。
11. 医学寄生虫的侵入途径主要有_____、_____、_____、_____和_____。
12. 宿主对寄生虫的影响主要表现为_____。
13. 寄生虫诱导宿主产生一定的抗再感染免疫力，但不能完全消除体内的寄生虫，一旦用药物清除体内的寄生虫，适应性免疫逐渐消失，这种适应性免疫类型称_____。
14. 寄生虫属、种、株之间既有特异抗原，又有共同抗原，其中_____抗原是免疫学诊断中交叉反应的基础。
15. 改变不良的饮食习惯是预防_____寄生虫病的关键。
16. 寄生虫病流行的三个基本环节为_____、_____和_____。
17. 影响寄生虫病流行的主要因素为_____和_____。
18. 布氏姜片吸虫口、腹吸盘可致宿主_____损害。
19. 侵入人体、并能在其体内继续发育和/或繁殖的阶段称_____。
20. 寄生虫可逃避宿主的免疫系统识别，在免疫宿主体内存活，这种现象称_____。
21. 根据寄生虫幼虫侵犯的部位和症状，将幼虫移行症分为_____和_____幼虫移行症。
22. 按寄生虫抗原的来源，可将寄生虫抗原分为_____抗原、_____抗原和_____抗原。

23. 寄生虫非消除性免疫有两种寄生虫感染特有的免疫现象，即_____免疫和_____免疫。
24. 人体寄生虫病的传染源有感染寄生虫的_____和_____。
25. 人体寄生虫被分类在3个真核生物界，即_____、_____和_____。

二、单项选择题

1. 仅在叮咬时接触并侵袭宿主，然后离去的寄生虫称
   A. 体外寄生虫
   B. 体内寄生虫
   C. 兼性寄生虫
   D. 永久性寄生虫
   E. 暂时性寄生虫

2. 能将寄生虫传播给人和动物的节肢动物称
   A. 终宿主
   B. 中间宿主
   C. 保虫宿主
   D. 媒介
   E. 转续宿主

3. 可诱导宿主产生保护性免疫反应的寄生虫抗原，除外
   A. 表面抗原
   B. 代谢产物抗原
   C. 绦虫囊液和线虫蜕皮液
   D. 死亡虫体的分解产物
   E. 有些虫体抗原

4. 下列哪种寄生虫对宿主的作用不属于机械性损伤
   A. 阻塞腔道
   B. 夺取营养
   C. 压迫组织
   D. 吸盘的吸附作用
   E. 破坏细胞

5. 寄生虫病的流行特点有
   A. 无季节性
   B. 仅有季节性
   C. 无地方性
   D. 仅有地方性
   E. 既有地方性，又有季节性

6. 影响寄生虫病地方性流行的因素是
   A. 自然因素
   B. 社会因素
   C. 生物因素
   D. A+B
   E. A+B+C

7. 下列哪种不是寄生虫病的传染源
   A. 带虫者
   B. 寄生虫病患者
   C. 感染的家畜
   D. 感染的野生动物
   E. 受染的传播媒介

8. 寄生虫侵入人体后能继续发育或繁殖的阶段是
   A. 诊断阶段
   B. 致病阶段
   C. 感染阶段
   D. 游移阶段
   E. 寄生阶段

9. 在适宜条件下营寄生生活的寄生虫，但在正常情况下营自生生活，偶尔进入人体寄生，造成损害，此种寄生虫称
   A. 兼性寄生虫
   B. 专性寄生虫
   C. 偶然寄生虫
   D. 大型寄生虫
   E. 小型寄生虫

10. 机会致病寄生虫是
    A. 偶然感染的寄生虫
    B. 感染非正常宿主的寄生虫
    C. 暂时寄生的寄生虫
    D. 免疫功能低下时致病的寄生虫
    E. 免疫功能正常时致病的寄生虫

11. 人兽共患寄生虫病中人主要作为
    A. 保虫宿主
    B. 转续宿主
    C. 终宿主
    D. 第一中间宿主
    E. 第二中间宿主

12. 预防需中间宿主、并经口感染的寄生虫的关键措施是
    A. 粪便管理，防止粪便污染食物、水源
    B. 注意个人卫生
    C. 注意饮食卫生
    D. 改变不良的饮食习惯
    E. 注意饮水卫生

13. 人感染寄生虫后，无临床症状，此人被称为
    A. 急性患者
    B. 慢性患者
    C. 带虫者
    D. 健康者
    E. 急、慢性患者

14. 寄生虫类型中按寄生生活时间的长短分为
    A. 体外寄生虫和永久性寄生虫
    B. 兼性寄生虫和体内寄生虫
    C. 永久性寄生虫和暂时性寄生虫
    D. 专性寄生虫和体内寄生虫
    E. 偶然寄生虫

15. 寄生虫成虫或有性生殖阶段寄生的宿主是
    A. 第一中间宿主
    B. 保虫宿主
    C. 第二中间宿主
    D. 终宿主
    E. 续转宿主

16. 专性细胞内寄生虫是
    A. 间日疟原虫和蓝氏贾第鞭毛虫
    B. 刚地弓形虫和班氏吴策线虫
    C. 杜氏利什曼原虫和血吸虫
    D. 恶性疟原虫和溶组织内阿米巴
    E. 刚地弓形虫和杜氏利什曼原虫

17. 生活史类型的划分标准是
    A. 是否需要终宿主
    B. 是否需要中间宿主
    C. 是否需要保虫宿主
    D. 是否需要转续宿主
    E. 是否需要传播媒介

18. 不需中间宿主，并经口感染的寄生虫采取如下预防措施，除外
    A. 管理粪便
    B. 防止粪便污染食物
    C. 注意个人卫生
    D. 注意环境卫生和饮水卫生
    E. 改变不良的饮食习惯

19. 既可营寄生生活，又能营自生生活的寄生虫，偶然可进入宿主体内，此种寄生虫称
    A. 体外寄生虫
    B. 体内寄生虫
    C. 兼性寄生虫
    D. 永久性寄生虫
    E. 暂时性寄生虫

20. 疟原虫属于原生动物界哪门寄生虫
    A. 阿米巴门
    B. 透色动物门
    C. 后滴门
    D. 孢子虫门
    E. 副基体门

21. 下列哪种寄生虫病属食源性寄生虫病
    A. 肝吸虫病
    B. 蛔虫病
    C. 疟疾
    D. 贾第虫病
    E. 血吸虫病

22. 机会性致病寄生虫，除外
    A. 蓝氏贾第鞭毛虫
    B. 隐孢子虫
    C. 刚地弓形虫
    D. 粪类圆线虫

E. 结肠内阿米巴

三、名词解释

1. 寄生生活
2. 转续宿主
3. 传播途径
4. 生活史
5. 宿主特异性和寄生部位特异性
6. 机会致病
7. 消除性免疫
8. 易感人群
9. 寄生虫病的自然疫源性流行
10. 带虫者
11. 伴随免疫
12. 异位寄生
13. 专性寄生虫

四、问答题

1. 阐述寄生虫生活史的定义及其分型，并说明生活史分型的意义。
2. 寄生虫对宿主可造成哪些主要损害？
3. 阐述寄生虫抗原的特点以及研究寄生虫抗原的意义。
4. 阐述寄生虫与宿主相互作用的结果。
5. 医学寄生虫的主要侵入途径有哪些？举例说明。
6. 寄生虫病的流行特点有哪些？
7. 阐述影响寄生虫病的流行因素。
8. 简述寄生虫病的防治原则。

参考答案

一、填空题

1. 医学寄生虫学
2. 疟疾　血吸虫病　淋巴丝虫病　盘尾丝虫病　利什曼病　非洲锥虫病　恰加斯病
3. 宿主
4. 体内寄生虫
5. 专性寄生虫
6. 中间宿主
7. 生活史
8. 直接型生活史　间接型生活史
9. 夺取营养、影响营养吸收　机械性损害　毒素作用　免疫病理损害
10. Ⅰ　Ⅳ
11. 经口　直接经皮肤　经媒介昆虫叮咬　经接触　经胎盘
12. 免疫反应
13. 非消除免疫
14. 共同
15. 食源性
16. 传染源　传播途径　易感人群

17. 生物因素　自然因素　社会因素
18. 机械性
19. 感染阶段
20. 免疫逃避
21. 内脏　皮肤
22. 表面　代谢　虫体
23. 带虫　伴随
24. 人（包括患者和带虫者）　动物（包括受染的家畜和野生动物）
25. 原生动物界　色混界　动物界

二、单项选择题

1. A	2. D	3. E	4. B	5. E	6. E	7. E	8. C
9. A	10. D	11. C	12. D	13. C	14. C	15. D	16. E
17. B	18. E	19. C	20. D	21. A	22. E		

三、名词解释

1. 两种生物生活在一起，就营养、居住和利害关系来看，其中一种生物从中获利，并生存；而另一种生物受到损害，受益的一方称寄生虫，受害的一方称宿主。寄生虫通过夺取营养、机械性损害、毒素作用和免疫病理综合作用损害宿主。

2. 某些蠕虫幼虫侵入非正常宿主，虽能存活，但不能发育为成虫，长期保持幼虫阶段，当此幼虫有机会进入正常宿主，就能继续发育为成虫，这种非正常宿主称转续宿主，如卫氏并殖吸虫童虫在非正常宿主（野猪）体内，长期保持幼虫阶段，当人（正常宿主）食入含幼虫的野猪肉时，可在人体内发育为成虫，因此野猪为卫氏并殖吸虫的转续宿主。

3. 寄生虫从传染源到易感者感染的全过程叫传播途径。包括寄生虫从传染源排出、在外界（包括在中间宿主和节肢动物体内）生存或发育为感染阶段和经合适的侵入途径进入新宿主的三个过程。主要的传播途径有经水、食物、土壤、空气、医学节肢动物叮咬和与人体接触传播。

4. 寄生虫发育的整个过程，即寄生虫完成一代的生长、发育和繁殖及宿主转换的全部过程称生活史。寄生虫完成生活史需要两个基本条件，即适宜的宿主和在外界环境中的发育。包括寄生虫的感染阶段侵入宿主的方式和途径，在宿主体内移行或到达寄生部位的途径、正常的寄生部位、离开宿主的方式、在外界环境的发育以及所需的各种宿主和传播媒介。如华支睾吸虫感染阶段为囊蚴，被人食入后在肠腔脱囊，脱囊后的幼虫从十二指肠移行至胆总管，然后进入肝小胆管内发育为成虫，虫卵随粪便排出体外，经第一、第二中间宿主体内的发育，最后发育为囊蚴。

5. 寄生虫能发育成熟的宿主范围称宿主特异性。寄生虫有不同的宿主特异性，如似蚓蛔线虫只能寄生在人体。寄生虫适应和限定在宿主体内（或体表）特定的部位，并在此处寄生的现象称寄生部位特异性，如疟原虫仅寄生在肝细胞和红细胞。

6. 免疫功能正常的人体感染某些寄生虫后可不出现临床症状，用常规的病原学诊断方法又不易查到病原体，称隐性感染。当机体免疫功能不全或抵抗力下降时，体内寄生虫异常增殖、致病力增强，出现明显的临床症状和体征，这种现象叫机会致病，如刚地弓形虫致病。

7. 寄生虫感染诱导宿主产生的免疫力能消除体内的全部寄生虫，并对再感染产生完全的、稳固的抵抗力，这种免疫现象在寄生虫感染中罕见。如热带利什曼原虫感染诱导产生的免疫现象。

8. 易感人群是指对某些寄生虫缺乏固有免疫，并无适应性免疫的人群。主要包括未曾感染寄生虫的人，以及儿童、免疫力低下或免疫缺陷者（如艾滋病和长期服用免疫抑制剂患者）。

9. 在人迹罕至的原始森林和荒漠地区，有些寄生虫可在脊椎动物（主要是野生动物）之间相互传播和流行，人偶然进入这些地区，在没有特殊的防护或预防措施情况下，这些寄生虫可从脊椎动物通过一定的途径传播给人，这些地区称自然疫源地。这类存在于自然界的人兽共患寄生虫病具有明显的自然疫源性，如细粒棘球绦虫和旋毛形线虫等。

10. 寄生虫进入人体，虽可在体内生存，但无明显临床症状和体征，并可向外排出寄生虫，成为传染的来源，造成寄生虫的感染和流行。带虫者是否出现临床症状和体征与感染寄生虫的虫数、人体的免疫状态和健康状况等因素有关，如有些似蚓蛔线虫的感染者可表现为带虫状态。

11. 某些蠕虫感染宿主可产生抗同种寄生虫幼虫攻击的能力，而已寄生的寄生虫成虫完全不受保护性免疫反应的作用，仍可继续存活，这种现象称伴随免疫，如血吸虫。

12. 有些寄生虫在主要寄生部位以外的组织、器官内寄生，并造成损伤，出现较复杂的临床症状和体征，称异位寄生，如卫氏并殖吸虫主要在肺寄生，但还可寄生在脑、皮下等组织或器官，成为异位寄生。

13. 寄生虫生活史全部阶段或至少有部分阶段营寄生生活，其成虫需营寄生生活，这种寄生虫称专性寄生虫，如日本血吸虫、班氏吴策线虫等。

四、问答题

1. 寄生虫发育的全部过程称寄生虫生活史。其类型以是否需要中间宿主划分为直接型生活史和间接型生活史。

直接型生活史不需要中间宿主，寄生虫的虫卵或幼虫在外界直接发育为感染阶段而感染人。肠道寄生虫（如毛首鞭形线虫和钩虫等）多属此类型生活史。

间接型生活史需要中间宿主，寄生虫幼虫在中间宿主或传播媒介体内发育为感染阶段，再感染人。组织内寄生虫（如刚地弓形虫、马来布鲁线虫等）多属此类型生活史。

寄生虫生活史分型对了解寄生虫的致病、诊断、流行和防治都具有重要意义。

2. 大多数寄生虫都会对宿主造成损害，其危害程度取决于寄生虫的虫种、数量、毒力、在人体内的游移过程、寄生部位和生理活动。寄生虫对宿主的危害主要有夺取营养、机械性损害、毒素作用和免疫病理作用，造成对宿主的综合作用。

（1）夺取营养、影响营养物质的吸收：寄生虫在宿主体内生长、发育和繁殖所需的营养物质主要来自宿主，如寄生在肠腔内的大量似蚓蛔线虫夺取营养，引起营养不良。有些寄生虫可造成肠黏膜损伤，影响营养物质的吸收，如布氏姜片吸虫腹吸盘吸附力强，可致吸附的肠黏膜炎症。

（2）机械性损害：主要是阻塞腔道、压迫组织和破坏细胞，以及虫体游移和吸附作用所造成的机械性损伤，如细粒棘球绦虫棘球蚴压迫肝、肺、脑组织，杜氏利什曼原虫破坏巨噬细胞等。

(3) 毒素作用：寄生虫的分泌物、排泄物和死亡虫体的分解产物对宿主均有毒性作用。如溶组织内阿米巴表膜分泌的蛋白水解酶可破坏肠黏膜，形成肠溃疡。

(4) 免疫病理：寄生虫体内和体表多种成分、代谢产物、死亡虫体的分解产物以及线虫蜕皮液、绦虫囊液等都具有抗原性，可诱导宿主产生超敏反应，造成免疫病理损害，如尘螨性过敏性哮喘、杜氏利什曼原虫引起的免疫溶血、血吸虫性肾病变、血吸虫虫卵肉芽肿。

3. 寄生虫结构和生活史复杂决定寄生虫抗原有复杂性和多源性的特点。

(1) 寄生虫抗原的复杂性：按抗原来源分为：①表面抗原（来自虫体表膜）；②代谢抗原（来自寄生虫腺体的分泌物、消化道的排泄物、线虫蜕皮液和绦虫囊液等）；③虫体抗原（除了表面抗原和代谢抗原以外的寄生虫抗原）。虫体表膜和代谢产物，以及寄生虫寄生的细胞表面表达的抗原均可与宿主免疫系统直接接触，为免疫学上的重要抗原。

(2) 寄生虫抗原具有属、种、株、期的抗原特异性：不同属、种（株）的寄生虫，以及同一种寄生虫不同发育阶段既有特异性抗原，又有共同抗原。共同抗原是免疫诊断交叉反应的基础；特异性抗原的分离、提纯和鉴定在提高免疫诊断的特异性、敏感性以及研究免疫病理和研制寄生虫疫苗等方面均具有重要作用。

4. 寄生虫与宿主相互作用的结果一般可出现以下三种情况：

(1) 清除寄生虫：侵入人体的寄生虫诱导宿主产生适应性免疫力，抑制和杀伤寄生虫，使其不能继续生存，而被宿主全部清除。

(2) 患寄生虫病：侵入人体的寄生虫可逃避宿主免疫系统的作用，而在宿主体内生长、发育、繁殖，对宿主造成不同程度的损害，出现病理变化和临床症状，引起寄生虫病。

(3) 带虫状态：宿主虽能杀伤大部分寄生虫，但不能全部清除体内的寄生虫，寄生虫可在宿主体内长期生存，因虫数少，而无临床症状，宿主呈带虫状态。带虫者可传播病原体，造成寄生虫病的感染和流行。

5. 寄生虫的主要侵入途径有：

(1) 经口感染：大部分寄生虫都经口感染，如动物肉中的刚地弓形虫包囊和淡水鱼肉中的华支睾吸虫囊蚴，以及毛首鞭形线虫感染期虫卵污染的食物和饮水都是经口感染。

(2) 直接经皮肤感染：如钩虫丝状蚴和血吸虫尾蚴都分别因接触疫土和疫水直接经皮肤感染。

(3) 经医学节肢动物叮咬感染：如按蚊唾液腺中疟原虫子孢子在蚊虫叮咬人时随唾液一起注入人体。

(4) 接触感染：包括直接接触和间接接触感染，如疥螨和阴道毛滴虫。

(5) 经胎盘先天性感染：如刚地弓形虫可通过胎盘传给胎儿，造成先天性感染。

6. 寄生虫病的流行具有地方性、季节性和自然疫源性的特点。

(1) 影响地方性流行的主要因素有自然因素（大多数寄生虫病分布在温暖、潮湿的地方）、生物因素（与中间宿主和传播媒介的地理分布一致，如血吸虫病的流行区与钉螺的地理分布相符）和社会因素（与人群的生活习惯和生产活动有关，如旋毛虫病主要流行在生食或半生食动物肉的地区；包虫病流行与当地的生产环境和生产方式有关）。

(2) 影响寄生虫病季节性流行的主要因素有自然因素（多数寄生虫病常见于温暖、潮湿的季节，钩虫感染多出现在夏秋季）、生物因素（马来布鲁线虫流行与中华按蚊和嗜人按蚊的活动季节相符）和社会因素（夏季常因生产和生活活动接触疫水，感染血吸虫病）。

(3) 寄生虫病的自然疫源性流行：在原始森林和荒漠地区，有些寄生虫可一直在脊椎动物（主要是野生动物）之间传播、流行，人偶然进入这些地区时，在没有特殊的防护或预防措施的情况下，这类寄生虫可从脊椎动物通过一定途径传给人。这类不需要人的参与而存在于自然界的人兽共患寄生虫病具有明显的自然疫源性，如旋毛虫病的流行。

7. 寄生虫有在外界（包括中间宿主和传播媒介）中生存和发育的阶段，因此寄生虫病的流行受生物因素（中间宿主或传播媒介的存在是某些寄生虫病流行的必需条件，因此这些寄生虫病的流行与中间宿主和传播媒介的地理分布和活动季节相符，如日本血吸虫病的流行地区与中间宿主钉螺的地理分布和活动季节一致，我国长江流域以北无此病流行。）、自然因素〔寄生虫和感染宿主（人和动物）所在地区的地理环境，如温度、湿度和雨量等气候条件直接影响寄生虫在外界以及中间宿主和传播媒介体内的发育，因而影响寄生虫病的流行。钩虫病在黑龙江等寒冷地区不流行，而在黄河和淮河以南的广大地区广泛流行；如温度低于 15~16℃，疟原虫不能在蚊体内发育，影响疟疾的流行〕和社会因素（与经济状况、文化教育水平、医疗卫生、防疫保健、居住条件以及生产方式和生活习惯有关，如因不卫生的饮食习惯可感染广州管圆线虫、链状带绦虫和斯氏并殖吸虫等）的影响。

生物因素、自然因素和社会因素三者常相互作用，共同影响寄生虫病的流行。

8. 寄生虫病的防治要采用控制和消灭传染源、切断传播途径和预防感染、保护健康人群等综合性防治措施。

（1）控制和消灭传染源的防治措施有：①普查、普治患者和带虫者；②查治和处理保虫宿主；③疫情监测，及时发现传染源，控制其输入和扩散。

（2）切断传播途径的防治措施有：①改造环境或用药物控制和消灭中间宿主及传播媒介；②预防不需要中间宿主，并经口感染的寄生虫主要采取管理粪便，防止粪便污染食物、水源和环境，以及注意个人卫生、饮食卫生和饮水卫生；③改变不良的饮食习惯是预防需中间宿主并经口感染寄生虫的关键。

（3）预防感染、保护健康人群的防治措施有：①积极开展预防寄生虫病的宣传教育工作，提高群众的自我保护意识，这是控制寄生虫病最有效、最经济的预防措施；②加强集体和个人防护措施，主要有改进生产方式和改善生产条件，减少直接与疫土和疫水接触的机会；对某些寄生虫病（疟疾等）可采取预防服药的办法预防；暴露的皮肤涂抹驱避剂，防止吸血节肢动物叮咬；积极研制疫苗，预防危害严重的寄生虫病的发生和流行。

（高兴政）

第二章 医学原生动物

第一节 医学原生动物概述和阿米巴

测试题

一、填空题

1. 原虫的基本结构由_____、_____和_____三部分组成。
2. 原虫的运动细胞器主要有_____、_____和_____。
3. 原虫的有性生殖主要有_____和_____；无性生殖主要有_____、_____和_____。
4. 根据传播特点可将医学原虫生活史分为三种类型：_____、_____、_____。
5. 溶组织内阿米巴滋养体的细胞质分为_____和_____。
6. 溶组织内阿米巴滋养体区别于肠道非致病性阿米巴滋养体的最重要形态特征是_____。
7. 肠阿米巴病的主要传染源为_____，传播途径是_____。
8. 溶组织内阿米巴的成熟包囊有_____个细胞核。
9. 溶组织内阿米巴的传染源是粪便可排出_____的感染者，包括_____和_____患者。
10. 溶组织内阿米巴病原学诊断包括粪便检查和病灶检查，后者只能查到_____时期。
11. 铁苏木精染色溶组织内阿米巴滋养体可观察到_____位于核中央，核膜内缘有大小均匀、排列整齐的_____。
12. 溶组织内阿米巴滋养体在外界很快_____。
13. 溶组织内阿米巴_____侵入宿主肠壁组织，引起_____，并可侵入肠壁静脉，随血流至肝、肺等组织引起_____。
14. 溶组织内阿米巴包囊自粪便中排出具有_____的特点，所以需要多次检查，才能提高检出率。
15. 阿米巴病按其病变部位及临床表现可分为_____和_____。
16. 溶组织内阿米巴的_____被人误食后，在小肠内_____脱囊而出，进行_____生殖，主要寄生部位为_____。
17. 寄生在消化道内但一般不致病的阿米巴原虫主要有_____、_____、_____和_____。
18. 可自生生活，也可能寄生人体，引起肉芽肿性阿米巴脑炎的阿米巴原虫有_____

和_____。

二、单项选择题

1. 阿米巴痢疾患者常并发
   A. 淋巴结肿大
   B. 肝脓肿
   C. 胆囊炎
   D. 脾大
   E. 周期性寒战、发热、出汗

2. 粪便碘液涂色法适宜于检查的原虫是
   A. 阴道毛滴虫滋养体
   B. 阿米巴活滋养体
   C. 蓝氏贾第鞭毛虫滋养体
   D. 各种原虫包囊
   E. 人毛滴虫滋养体

3. 溶组织内阿米巴的感染阶段是
   A. 滋养体
   B. 单核包囊
   C. 卵囊
   D. 包囊和滋养体均可
   E. 四核包囊

4. 阿米巴痢疾的主要传染源是
   A. 急性患者
   B. 带囊者
   C. 慢性腹泻患者
   D. 阿米巴肝脓肿患者
   E. 保虫宿主

5. 溶组织内阿米巴在体内的两个生活史时期是
   A. 大、小配子体
   B. 合子、卵囊
   C. 滋养体与包囊
   D. 包囊与卵囊
   E. 裂殖体与包囊

6. 在下列哪种标本中可检出阿米巴包囊
   A. 黏液脓血便
   B. 无症状者的粪便
   C. 肝脓肿穿刺液
   D. 脓血痰液
   E. 乙状结肠活组织

7. 急性阿米巴痢疾患者常用的诊断方法是
   A. 免疫学诊断
   B. 组织切片
   C. 生理盐水涂片查滋养体
   D. 碘液涂片找包囊
   E. 乙状结肠镜检查

8. 溶组织内阿米巴病的主要感染方式为
   A. 经皮肤
   B. 经口
   C. 经媒介昆虫
   D. 接触
   E. 经胎盘

9. 肠阿米巴病的主要病变部位在
   A. 十二指肠
   B. 空肠
   C. 回肠
   D. 肛门
   E. 结肠和盲肠

10. 溶组织内阿米巴生活史的基本环节是
    A. 滋养体—包囊—滋养体
    B. 包囊—滋养体—包囊
    C. 囊前期—滋养体—包囊
    D. 未成熟包囊—成熟包囊—滋养体
    E. 包囊—包囊—滋养体

11. 溶组织内阿米巴能否致病与下列哪种因素有关,除外
    A. 肠道内环境
    B. 虫株的毒力
    C. 细菌的协同作用
    D. 宿主的免疫功能状态
    E. 包囊结构

12. 急性阿米巴痢疾的典型病理变化是
    A. 肠壁上烧瓶样溃疡
    B. 阿米巴肉芽肿

C. 虫体在细胞内增殖导致细胞破坏
D. 弥漫性炎症反应
E. 抗原抗体复合物所致的超敏反应

13. 溶组织内阿米巴侵入肠壁、致病的机制为
   A. 酶的溶组织作用
   B. 胞内寄生引起的病理变化
   C. 对靶细胞的接触黏附、酶的溶解、伪足运动的机械性破坏和对组织细胞的吞噬、降解
   D. 组织超敏反应产生的炎症
   E. 随血液循环播散

14. 常见的肠外阿米巴病为阿米巴肝脓肿，其次为
   A. 阿米巴腹膜炎
   B. 阿米巴肺脓肿
   C. 阿米巴脑脓肿
   D. 皮肤型阿米巴病
   E. 肉芽肿性阿米巴脑炎

15. 经口感染的阿米巴有
   A. 溶组织内阿米巴和棘阿米巴
   B. 布氏嗜碘阿米巴和棘阿米巴
   C. 溶组织内阿米巴和结肠内阿米巴
   D. 棘阿米巴和巴拉姆希属阿米巴
   E. 齿龈内阿米巴和棘阿米巴

16. 引起肉芽肿性阿米巴脑炎的病原体是
   A. 迪斯帕内阿米巴和巴拉姆希属阿米巴
   B. 棘阿米巴和巴拉姆希阿米巴
   C. 溶组织内阿米巴和迪斯帕内阿米巴
   D. 哈氏内阿米巴和棘阿米巴
   E. 结肠内阿米巴和微小内蜒阿米巴

17. 阿米巴病的防治措施，除外
   A. 注意个人卫生、饮水卫生及饮食卫生
   B. 加强粪便管理及保护水源
   C. 治疗患者和带囊者
   D. 消灭蝇、蜚蠊等传播媒介
   E. 消灭蚊、白蛉等传播媒介

18. 确诊阿米巴痢疾的主要依据是
   A. 粪便中查到囊包
   B. 粪便中查到包囊和卵囊
   C. 黏液血便中查到白细胞
   D. 粪便中查到吞噬红细胞的滋养体
   E. 粪便中查到包囊

19. 典型急性阿米巴病的粪便呈
   A. 蛋花样便
   B. 黄色水样便
   C. 鲜红的脓血便
   D. 白陶土样便
   E. 果酱样的黏液血便

20. 可通过机械携带传播阿米巴包囊的医学昆虫是
   A. 蝇
   B. 中华按蚊
   C. 淡色库蚊
   D. 微小按蚊
   E. 白蛉

21. 溶组织内阿米巴滋养体与结肠内阿米巴滋养体的最主要鉴别点是
   A. 胞质内有无吞噬的细菌
   B. 胞质内有无吞噬的红细胞
   C. 胞质内细胞核的多少
   D. 胞质内糖原泡的大小
   E. 胞质内拟染色体的有无

22. 治疗阿米巴痢疾和阿米巴肝脓肿的首选药物是
   A. 二氯尼特
   B. 甲苯咪唑
   C. 甲硝唑（灭滴灵）
   D. 氯喹
   E. 乙胺嘧啶

23. 溶组织内阿米巴感染辅助诊断的方法是
   A. 生理盐水直接涂片法
   B. 碘液涂片法
   C. 乙状结肠镜检查法
   D. 肝脓肿穿刺液检查

E. ELISA 检查抗阿米巴抗体

24. 对人致病力较强的两种阿米巴原虫是
    A. 结肠内阿米巴和溶组织内阿米巴
    B. 微小内蜒阿米巴和溶组织内阿米巴
    C. 布氏嗜碘阿米巴和溶组织内阿米巴
    D. 溶组织内阿米巴和棘阿米巴
    E. 结肠内阿米巴和棘阿米巴

25. 人体感染溶组织内阿米巴后，大多表现为
    A. 肠阿米巴病
    B. 带虫状态
    C. 肠外阿米巴病
    D. 超敏反应
    E. 同时发生肠内、外阿米巴病

26. 棘阿米巴和巴拉姆希阿米巴可引起
    A. 阿米巴痢疾和阿米巴脑脓肿
    B. 阿米巴脑脓肿和阿米巴肺脓肿
    C. 肉芽肿性阿米巴脑炎和阿米巴角膜炎
    D. 原发性阿米巴脑膜脑炎和阿米巴角膜炎
    E. 皮肤型阿米巴病和肉芽肿性阿米巴脑炎

27. 下列哪种是非致病性的、肠道外寄生的阿米巴
    A. 结肠内阿米巴
    B. 迪斯帕内阿米巴
    C. 微小内蜒阿米巴
    D. 布氏嗜碘阿米巴
    E. 齿龈内阿米巴

28. 感染后能引起明显临床表现的阿米巴原虫有
    A. 溶组织内阿米巴和结肠内阿米巴
    B. 哈氏内阿米巴和微小内蜒阿米巴
    C. 布氏嗜碘阿米巴和齿龈内阿米巴
    D. 布氏嗜碘阿米巴和棘阿米巴
    E. 溶组织内阿米巴和棘阿米巴

29. 溶组织内阿米巴和结肠内阿米巴包囊的主要区别应除外以下哪项
    A. 囊壁的厚薄
    B. 核的数目
    C. 核仁大小与位置
    D. 拟染色体形状
    E. 有否轴柱

30. 典型阿米巴肝脓肿的穿刺液呈
    A. 黄色脓样
    B. 清亮的水样
    C. 毛玻璃样混浊
    D. 酱褐色脓液
    E. 红色血性液体

31. 机会致病寄生虫是
    A. 偶然感染的寄生虫
    B. 免疫功能低下时致病的寄生虫
    C. 暂时寄生的寄生虫
    D. 免疫功能正常时致病的寄生虫
    E. 随机感染的寄生虫

32. 经接触传播的医学原虫，其生活史中
    A. 需要 1 种以上的宿主
    B. 只需 1 种宿主
    C. 都有滋养体和包囊两个阶段
    D. 有的仅有包囊阶段
    E. 有性生殖与无性生殖交替

33. 世代交替是指原虫生活史中的
    A. 自生生活和寄生生活的交替
    B. 两种宿主之间的转换
    C. 有性生殖与无性生殖的交替
    D. 裂体生殖与配子生殖交替
    E. 发育时期不同，但宿主一样

三、名词解释

1. 滋养体
2. 包囊
3. 隐性感染
4. 机会致病原虫

5. 世代交替
6. 肠外阿米巴病
7. 虫媒传播型原虫
8. 医学原虫

四、问答题

1. 医学原虫的生活史类型有哪几种？请举例说明。
2. 阐述医学原虫的致病特点。
3. 简述急性阿米巴痢疾的致病机制及典型病变特点。
4. 阐述溶组织内阿米巴病患者或带囊者的病原学检查方法。
5. 通常认为人体感染溶组织内阿米巴后大多数人呈无症状带囊状态，其原因有哪些？

参考答案

一、填空题

1. 细胞膜　细胞质　细胞核
2. 伪足　鞭毛　纤毛
3. 配子生殖　结合生殖　二分裂生殖　多分裂生殖　出芽生殖
4. 人际传播型　人与动物传播型　虫媒传播型
5. 内质　外质
6. 内质有吞噬的红细胞
7. 带囊者　包囊污染的水源或食物经口感染
8. 4
9. 包囊　带囊者　慢性
10. 滋养体
11. 核仁　染色质粒
12. 死亡
13. 滋养体　肠阿米巴病　肠外阿米巴病
14. 间歇性
15. 肠阿米巴病　肠外阿米巴病
16. 成熟包囊　滋养体　二分裂　结肠
17. 结肠内阿米巴　迪斯帕内阿米巴　哈氏内阿米巴　微小内蜒阿米巴　布氏嗜碘阿米巴
18. 棘阿米巴　巴拉姆希属阿米巴

二、单项选择题

1. B	2. D	3. E	4. B	5. C	6. B	7. C	8. B
9. E	10. B	11. E	12. A	13. C	14. B	15. C	16. B
17. E	18. D	19. E	20. A	21. B	22. C	23. E	24. D
25. B	26. C	27. E	28. E	29. E	30. D	31. B	32. B
33. C							

三、名词解释

1. 通常把能运动、摄食、增殖的原虫阶段称滋养体。

2. 原虫不能运动和摄食的阶段，包囊对外界抵抗力较强，成熟包囊为感染阶段。

3. 人体感染某些寄生虫后无临床表现，也不易用常规方法检出病原体，这种寄生现象称隐性感染。如免疫功能正常的人感染弓形虫，多属隐性感染。

4. 某些原虫在宿主体内通常处于隐性感染状态，但当人体免疫力低下时，毒力增强、异常增殖而致病，表现出临床症状，这类原虫称为机会致病原虫。如刚地弓形虫、隐孢子虫等。

5. 在寄生虫生活史中既有有性生殖，又有无性生殖，两者交替的现象，称为世代交替，如疟原虫。

6. 肠阿米巴病患者肠壁内溶组织内阿米巴滋养体侵入静脉，随血流到肝、肺、脑等组织，大量繁殖并破坏、溶解组织，形成肝脓肿、肺脓肿、脑脓肿等称为肠外阿米巴病。肺脓肿只有少数经血液循环播散而致，多数是因肝脓肿内滋养体穿破横膈、经胸腔侵入肺而引起。

7. 本生活史类型原虫的生活史需在吸血昆虫体内生长、发育，并进行有性或无性生殖，再由媒介昆虫叮咬、吸血传播，如疟原虫和杜氏利什曼原虫。

8. 原虫是具有完整生理功能的单细胞真核生物，寄生在人体的原虫称为医学原虫。

四、问答题

1. 医学原虫的生活史类型有以下三种：

（1）人际传播型：完成生活史只需要一种宿主，通过接触或传播媒介的机械性携带传播，如溶组织内阿米巴。

（2）人与动物间传播型：生活史中需一种以上脊椎动物作为宿主，如刚地弓形虫生活史中终宿主是猫，中间宿主是人或鼠等。

（3）虫媒传播型：完成生活史需要在吸血昆虫体内发育或增殖至感染阶段，如杜氏利什曼原虫完成生活史，需要在白蛉体内发育、增殖，通过叮咬注入人体。

2. 医学原虫的致病有如下特点：

（1）增殖致病：致病性原虫侵入人体，增殖到相当数量后，破坏被寄生的细胞及组织，或释放毒性或过敏性物质，致宿主出现临床症状，如疟原虫、溶组织内阿米巴。

（2）播散致病：多种致病原虫在增殖的基础上有向邻近或远处组织侵蚀和播散的倾向，从而累及多个器官，如杜氏利什曼原虫、刚地弓形虫。

（3）机会致病：有些原虫在健康人群中多呈隐性感染，但当宿主免疫力下降时，可在宿主体内异常增殖，引起严重甚至致命的寄生虫病，如刚地弓形虫、隐孢子虫。

3. 急性阿米巴痢疾的致病机制为：溶组织内阿米巴滋养体接触并黏附于肠黏膜，释放穿孔素等细胞致病因子和蛋白水解酶，破坏和溶解肠黏膜细胞，吞噬和降解这些靶细胞和红细胞。早期病变主要在浅表的肠黏膜层，病灶区很小。随后滋养体大量繁殖，并可穿破黏膜肌层，在疏松的黏膜下层繁殖扩展，溶解、破坏组织，形成口小底大的烧瓶样溃疡，为其典型病变。

4. 滋养体的检查：用生理盐水直接涂片法检查。挑取急性痢疾患者少许脓血便，涂于加有生理盐水的载玻片中央，加盖片后镜检，可查到以伪足运动、吞噬红细胞的滋养体。检查的粪便要新鲜，收集粪便的容器要清洁，冷天要保温。必要时可用乙状结肠镜取活组织涂片，检出率很高。

包囊的检查：常用碘液涂片法，也可用汞碘醛离心沉淀法及硫酸锌浮聚法检查带囊者粪便。由于每日排出的包囊时多时少，可隔日检查多次，以提高检出率。

5. 人体感染溶组织内阿米巴大多数呈带囊状态的原因为：

（1）溶组织内阿米巴感染后能否致病与虫株毒力、肠道环境因素和宿主的全身或局部的免疫功能状态有关。四核包囊被人食入后，基本过程是包囊—滋养体—包囊，所以患者多呈带囊状态。当人体免疫力下降，以及肠壁局部发生损伤或肠功能紊乱时，滋养体才侵入肠壁组织引起阿米巴痢疾，甚至随血流或直接播散到其他器官引起肠外阿米巴病。

（2）以往将不致病的迪斯帕内阿米巴也归于溶组织内阿米巴。

第二节 鞭 毛 虫

测 试 题

一、填空题

1. 鞭毛虫以_____作为运动细胞器。
2. 杜氏利什曼原虫生活史中有_____和_____阶段。
3. 杜氏利什曼原虫的致病阶段为_____，寄生于宿主的_____细胞内。
4. 杜氏利什曼原虫无鞭毛体呈_____，经染色后光镜下可见虫体内圆形_____和杆状_____。
5. 杜氏利什曼原虫的前鞭毛体的生殖方式为_____。
6. 根据临床表现，利什曼病分为_____、_____和_____3种类型。
7. 黑热病患者外周血中_____、_____和_____减少。
8. 我国黑热病的特殊类型有_____和_____。
9. 根据传染源的不同，黑热病的流行可分为_____、_____和_____三种类型。
10. 治疗黑热病患者的有效药物为_____。
11. 在我国，黑热病流行与_____的地理分布一致，目前我国黑热病流行现状为_____。
12. 蓝氏贾第鞭毛虫滋养体呈_____，其固着细胞器是_____。
13. 蓝氏贾第鞭毛虫包囊呈_____，在碘液涂片中成熟包囊内可见_____个细胞核。
14. 蓝氏贾第鞭毛虫寄生在胆道系统，可能引起_____或_____。
15. 由于贾第虫病在旅游者中多见，故又称_____。
16. 粪便生理盐水直接涂片用于诊断贾第虫病急性期患者，粪便中可查见_____。
17. 碘液涂片查粪便中的_____，用于诊断贾第虫病慢性期患者或带囊者。
18. 蓝氏贾第鞭毛虫主要寄生于人体的_____，主要可引起_____和_____等症状。

19. 阴道毛滴虫的运动细胞器有_____和_____，其功能分别是使虫体做_____运动和_____运动。
20. 滴虫性阴道炎患者的主要临床症状是_____增多，典型的呈_____状。
21. 人毛滴虫寄生于人体的_____和_____，主要引起患者_____。
22. 人毛滴虫感染阶段为_____，主要经_____感染人体。
23. 口腔毛滴虫通过_____和_____方式传播，可用_____做生理盐水涂片检查_____。
24. 男性感染阴道毛滴虫常_____，但严重者临床表现有_____、_____、_____和_____。
25. 阴道毛滴虫的传染源是_____和_____。
26. 阴道毛滴虫消耗阴道中_____，妨碍_____的酵解作用，从而影响阴道的自净作用。
27. 阴道毛滴虫的感染途径为_____。

二、单项选择题

1. 杜氏利什曼原虫的无鞭毛体寄生在
   A. 白蛉的消化道内
   B. 蚊的消化道内
   C. 人的消化道内
   D. 人的单核巨噬细胞内
   E. 人的红细胞内
2. 杜氏利什曼原虫生活史中
   A. 无鞭毛体寄生在白蛉体内
   B. 前鞭毛体寄生在白蛉体内
   C. 前鞭毛体寄生在人的巨噬细胞内
   D. 前鞭毛体寄生在人的有核细胞内
   E. 无鞭毛体寄生在人的有核细胞内
3. 杜氏利什曼原虫的感染阶段是
   A. 无鞭毛体
   B. 四核包囊
   C. 前鞭毛体
   D. 假包囊
   E. 滋养体
4. 杜氏利什曼原虫的感染方式是
   A. 接触
   B. 经媒介昆虫叮咬
   C. 经皮肤
   D. 经呼吸道
   E. 经胎盘
5. 引起肝、脾大的鞭毛虫有
   A. 脆弱双核阿米巴
   B. 杜氏利什曼原虫
   C. 蓝氏贾第鞭毛虫
   D. 阴道毛滴虫
   E. 人鞭毛虫
6. 黑热病患者的主要临床表现，除外
   A. 发热
   B. 肝大
   C. 全血贫血（红细胞、白细胞、血小板都减少）
   D. 脾大、淋巴结肿大
   E. 腹痛、腹泻
7. 引起清蛋白和球蛋白比例倒置的寄生虫有
   A. 阴道毛滴虫
   B. 溶组织内阿米巴
   C. 福氏耐格里阿米巴
   D. 蓝氏贾第鞭毛虫
   E. 杜氏利什曼原虫
8. 黑热病患者死亡的原因是
   A. 免疫复合物引起的超敏反应
   B. 脾功能亢进
   C. 骨髓造血功能下降
   D. 由于白细胞减少，机体抵抗力降低，并发各种感染疾病

E. 免疫溶血引起红细胞减少
9. 黑热病患者治愈后可产生
   A. 带虫免疫
   B. 终身免疫
   C. 固有免疫
   D. 伴随免疫
   E. 免疫抑制
10. 确诊黑热病患者的方法为
    A. 骨髓穿刺检查无鞭毛体
    B. 酶联免疫吸附试验
    C. 间接血凝试验
    D. 间接荧光抗体试验
    E. 利什曼素皮内试验
11. 皮损处活检检查无鞭毛体可用于确诊
    A. 疟疾
    B. 贾第虫病
    C. 黑热病
    D. 弓形虫病
    E. 阿米巴痢疾
12. NNN 培养基用于体外培养
    A. 溶组织内阿米巴
    B. 阴道毛滴虫
    C. 杜氏利什曼原虫
    D. 弓形虫
    E. 疟原虫
13. 利什曼素皮内试验的主要用途，除外
    A. 流行病学调查
    B. 确定疫区
    C. 判断流行程度和趋势
    D. 疫情监测
    E. 临床诊断
14. 经白蛉叮咬吸血，人可能感染哪种寄生原虫
    A. 杜氏利什曼原虫
    B. 人毛滴虫
    C. 溶组织内阿米巴
    D. 蓝氏贾第鞭毛虫
    E. 阴道毛滴虫
15. 除哪种临床表现外，均由杜氏利什曼原虫引起
    A. 血小板减少
    B. 蛋白尿、血尿
    C. 腹痛、腹泻
    D. 不规则发热
    E. 血浆中清蛋白/球蛋白比例倒置
16. 在我国，黑热病主要流行于
    A. 长江流域
    B. 华北地区
    C. 长江以北地区
    D. 长江以南地区
    E. 东北地区
17. 以下哪种寄生原虫为人兽共患寄生虫
    A. 口腔毛滴虫
    B. 杜氏利什曼原虫
    C. 阴道毛滴虫
    D. 人毛滴虫
    E. 人毛滴虫、杜氏利什曼原虫
18. 输血可能感染下列哪种原虫
    A. 溶组织内阿米巴
    B. 阴道毛滴虫
    C. 杜氏利什曼原虫
    D. 蓝氏贾第鞭毛虫
    E. 福氏耐格里阿米巴
19. 黑热病的防治措施中不包括下列哪项
    A. 消灭保虫宿主
    B. 治疗患者
    C. 消灭白蛉
    D. 定期检查，发现病犬
    E. 加强粪便管理，保护水源
20. 淋巴结穿刺物镜检可查出
    A. 溶组织内阿米巴滋养体
    B. 蓝氏贾第鞭毛虫滋养体
    C. 阴道毛滴虫滋养体
    D. 福氏耐格里阿米巴滋养体和包囊
    E. 杜氏利什曼原虫无鞭毛体
21. 杜氏利什曼原虫的重要保虫宿主为

A. 猪
B. 牛
C. 犬
D. 猫
E. 兔

22. 哪种寄生虫引起的疾病被称为旅游者腹泻
 A. 溶组织内阿米巴
 B. 蓝氏贾第鞭毛虫
 C. 似蚓蛔线虫
 D. 布氏姜片吸虫
 E. 十二指肠钩口线虫

23. 蓝氏贾第鞭毛虫的感染阶段为
 A. 一核包囊
 B. 二核包囊
 C. 四核包囊
 D. 滋养体
 E. 滋养体和包囊

24. 蓝氏贾第鞭毛虫的侵入途径为
 A. 经口
 B. 经皮肤
 C. 经媒介昆虫
 D. 接触
 E. 经胎盘

25. 蓝氏贾第鞭毛虫的主要寄生部位是
 A. 胆囊
 B. 回盲部
 C. 十二指肠
 D. 结肠
 E. 肠系膜静脉

26. 检查蓝氏贾第鞭毛虫包囊常用的方法是
 A. 碘液涂片法
 B. 离心沉淀法
 C. 饱和盐水浮聚法
 D. 生理盐水直接涂片法
 E. 厚血膜涂片法

27. 十二指肠引流可检查哪种寄生原虫
 A. 溶组织内阿米巴
 B. 杜氏利什曼原虫
 C. 阴道毛滴虫
 D. 人毛滴虫
 E. 蓝氏贾第鞭毛虫

28. 下列哪种原虫可引起肠道损伤
 A. 阴道毛滴虫
 B. 杜氏利什曼原虫
 C. 蓝氏贾第鞭毛虫
 D. 福氏耐格里阿米巴
 E. 口腔毛滴虫

29. 蝇可传播下列哪种寄生虫病
 A. 黑热病
 B. 滴虫性阴道炎
 C. 贾第虫病
 D. 滴虫性尿道炎
 E. 原发性阿米巴脑膜脑炎

30. 人感染蓝氏贾第鞭毛虫多数表现为
 A. 腹痛、腹泻
 B. 胃肠道功能紊乱
 C. 发热
 D. 无症状带囊者
 E. 胆囊炎、胆管炎

31. 人的粪便处理不当,可能引起哪种原虫病的流行
 A. 口腔毛滴虫
 B. 蓝氏贾第鞭毛虫
 C. 阴道毛滴虫
 D. 齿龈内阿米巴
 E. 杜氏利什曼原虫

32. 下列哪项不是贾第虫病的防治原则
 A. 治疗患者和带囊者
 B. 加强粪便管理
 C. 保护水源,防止污染
 D. 消灭白蛉等传播媒介
 E. 注意饮食卫生、饮水卫生和个人卫生

33. 阴道毛滴虫寄生部位最常见于
 A. 女性消化道
 B. 女性阴道后穹隆
 C. 男性生殖道
 D. 女性泌尿道

E. 男性尿道
34. 阴道毛滴虫的传播途径是
   A. 血液传播
   B. 经水传播
   C. 经食物传播
   D. 直接和间接传播
   E. 昆虫叮咬
35. 滴虫性阴道炎最常见的症状是
   A. 外阴水肿
   B. 尿中带血
   C. 发热
   D. 月经不调
   E. 阴部瘙痒，白带增多
36. 检查阴道毛滴虫的常用方法是
   A. 血液涂片法
   B. 粪便检查法
   C. 阴道内镜检查
   D. 阴道分泌物生理盐水直接涂片
   E. 尿液检查法
37. 滴虫性阴道炎的治疗药物主要为
   A. 甲硝唑
   B. 吡喹酮
   C. 阿苯达唑
   D. 葡萄糖酸锑钾
   E. 氯喹
38. 阴道毛滴虫生长繁殖的适宜pH是
   A. 3.8～4.4
   B. 小于3.8
   C. 7.0左右
   D. 小于4.4
   E. 大于7.5
39. 阴道毛滴虫的感染阶段是
   A. 包囊
   B. 滋养体
   C. 成熟包囊
   D. 卵囊
   E. 包囊和滋养体
40. 人毛滴虫感染者粪便涂片检查可见
   A. 包囊
   B. 前鞭毛体
   C. 卵囊
   D. 无鞭毛体
   E. 滋养体
41. 口腔共栖的毛滴虫是
   A. 人毛滴虫
   B. 口腔毛滴虫
   C. 脆弱双核阿米巴
   D. 阴道毛滴虫
   E. 齿龈内阿米巴
42. 引起患者全血性贫血的寄生虫是
   A. 疟原虫
   B. 杜氏利什曼原虫
   C. 刚地弓形虫
   D. 钩虫
   E. 日本血吸虫
43. 黑热病患者最常见的肿大器官是
   A. 肝
   B. 脾
   C. 肾
   D. 心脏
   E. 淋巴结
44. 生活史中只有滋养体时期的原虫是
   A. 蓝氏贾第鞭毛虫
   B. 溶组织内阿米巴
   C. 杜氏利什曼原虫
   D. 阴道毛滴虫
   E. 结肠内阿米巴
45. 可引起肠道损伤的原虫是
   A. 蓝氏贾第鞭毛虫
   B. 结肠内阿米巴
   C. 杜氏利什曼原虫
   D. 间日疟原虫
   E. 口腔毛滴虫
46. 人源型黑热病的主要防治措施是
   A. 查治患者，消灭白蛉
   B. 查治患者，消灭病犬
   C. 查治患者，消灭病犬和白蛉
   D. 查治患者，消灭感染的野生动物
   E. 查治患者，消灭自然疫源地

三、名词解释

1. 无鞭毛体
2. 前鞭毛体
3. 黑热病
4. 蓝氏贾第鞭毛虫滋养体
5. 阴道的自净作用
6. 利什曼素皮内试验
7. 旅游者腹泻

四、问答题

1. 简述杜氏利什曼原虫的生活史过程。请从流行病学的角度说明我国基本消灭黑热病的主要原因。
2. 简述黑热病患者的贫血机制。
3. 黑热病的病原学诊断方法有哪些？
4. 简述蓝氏贾第鞭毛虫对人体的危害。
5. 蓝氏贾第鞭毛虫病原学诊断方法有哪些？
6. 简述阴道毛滴虫病的防治原则。
7. 阴道毛滴虫的病原学诊断方法有哪些？
8. 简述阴道毛滴虫的致病机制。

参考答案

一、填空题

1. 鞭毛
2. 无鞭毛体 前鞭毛体
3. 无鞭毛体 单核巨噬
4. 圆形或卵圆形 细胞核 动基体
5. 二分裂生殖
6. 皮肤利什曼病 黏膜皮肤利什曼病 内脏利什曼病
7. 红细胞 白细胞 血小板
8. 皮肤型 淋巴结型
9. 人源型 犬源型 自然疫源型
10. 葡萄糖酸锑钠
11. 白蛉 基本消灭了黑热病
12. 倒置梨形 吸器
13. 椭圆形 4
14. 胆囊炎 胆管炎
15. 旅游者腹泻
16. 滋养体
17. 包囊
18. 十二指肠 腹泻 营养吸收不良
19. 鞭毛 波动膜 直线 旋转

20. 白带　泡沫
21. 结肠　盲肠　腹泻
22. 滋养体　口
23. 直接（接吻）　间接（飞沫、食物、餐具）　齿龈刮拭物　滋养体
24. 无症状　尿痛　夜尿　前列腺肿大及触痛　附睾炎
25. 患者　带虫者
26. 糖原　乳酸杆菌
27. 直接或间接接触

二、单项选择题

1. D	2. B	3. C	4. B	5. B	6. E	7. E	8. D
9. B	10. A	11. C	12. C	13. E	14. A	15. C	16. C
17. B	18. C	19. E	20. E	21. C	22. B	23. C	24. A
25. C	26. A	27. E	28. C	29. C	30. D	31. B	32. D
33. B	34. D	35. E	36. D	37. A	38. C	39. B	40. E
41. B	42. B	43. B	44. D	45. A	46. A		

三、名词解释

1. 无鞭毛体寄生于人或哺乳动物（犬）的单核巨噬细胞中，呈卵圆形或圆形，虫体很小。经染色，虫体细胞质呈淡蓝色或深蓝色，内有一个较大的呈红色或淡紫色的细胞核，动基体位于核旁，着色较深，细小，杆状。无鞭毛体为杜氏利什曼原虫的致病阶段。

2. 前鞭毛体寄生于白蛉的消化道内，呈梭形。染色后细胞核呈红色或淡紫色，位于虫体中部；动基体在细胞核前部，细小，杆状；基体在动基体之前，由此发出一鞭毛游离于虫体外，通常鞭毛长度大于或等于虫体长度。前鞭毛体为杜氏利什曼原虫的感染阶段。

3. 黑热病为杜氏利什曼原虫无鞭毛体寄生在人的单核巨噬细胞内，引起相应的组织、器官受损。主要临床表现为肝大、脾大、淋巴结肿大，红细胞、白细胞、血小板数量均显著降低，不规则发热，血清清蛋白/球蛋白的比例倒置。如不治疗，患者常因并发感染而死亡。

4. 为蓝氏贾第鞭毛虫致病阶段。虫体呈倒置梨形，两侧对称，腹面扁平，背面隆起；腹面前半部向内凹陷，形成吸器，虫体借助吸器吸附于宿主的肠黏膜上。虫体有4对鞭毛，运动活跃。

5. 正常情况下，女性阴道由于乳酸杆菌的存在，酵解阴道上皮细胞内的糖原，产生乳酸，使阴道保持酸性（pH 3.8～4.4），可抑制阴道毛滴虫和其他细菌生长繁殖，称为阴道的自净作用。

6. 利什曼素皮内试验是检测细胞免疫的方法之一，在前臂内侧皮内注射低剂量杜氏利什曼原虫前鞭毛体可溶性抗原，48～72h后观察局部皮肤是否发红、肿胀、硬结等判断结果。阳性反应提示受检者已产生抗利什曼原虫细胞免疫。黑热病患者整个病程呈阴性，治愈后1个月呈现阳性，故此法不能用于诊断现病，但可用于流行病学调查、确定疫区及考核疗效等。

7. 蓝氏贾第鞭毛虫呈世界性分布，感染者常出现腹痛、腹泻及消化不良，近年来由于旅游业的发展，在旅游者中发病率较高，故称为旅游者腹泻。

四、问答题

1. 杜氏利什曼原虫生活史需要两个宿主即人或哺乳动物和传播媒介白蛉。当雌性白蛉叮咬黑热病患者时,吸入血液中或皮肤内含有无鞭毛体的巨噬细胞,在白蛉胃内无鞭毛体发育为前鞭毛体,并以纵二分裂法生殖,7天后前鞭毛体聚集在白蛉口腔及喙,并具有感染性。当白蛉再次叮刺吸血时,前鞭毛体随白蛉唾液进入人或其他哺乳动物体内,一部分可被中性粒细胞吞噬消灭,一部分则进入巨噬细胞,并在其内存活,经二分裂生殖,最终导致巨噬细胞破裂,释放出的大量无鞭毛体再侵入其他巨噬细胞,并重复上述过程。由于黑热病患者治愈后有终身免疫,而最重要的是白蛉成虫对各种杀虫剂十分敏感,很少产生抗药性,通过消灭白蛉成虫可达到基本消灭黑热病。

2. 黑热病患者的贫血原因主要有:①脾大和脾功能亢进,导致红细胞破坏。②骨髓内巨噬细胞增生与浸润,造血功能受到影响,红细胞生成减少。③免疫溶血:由于杜氏利什曼原虫抗原附着于红细胞膜上,加之杜氏利什曼原虫代谢产物中有1~2种抗原与人红细胞抗原相同,由于机体产生的抗利什曼原虫抗体可与红细胞膜结合,在补体参与下,引起红细胞破坏。

3. 黑热病的病原学诊断方法有:①穿刺检查。骨髓穿刺法,以髂骨穿刺最为简便、安全,临床常用,原虫检出率高。淋巴结穿刺检出率较低,由于淋巴结内原虫消失慢,常作为考核疗效的指征。②体外培养法。将穿刺物置于NNN培养基培养,1周后查前鞭毛体。③动物接种法。将穿刺物接种易感动物,如地鼠等。④皮肤活检。用于可疑皮肤型黑热病患者,取皮损处组织可查见无鞭毛体。

4. 蓝氏贾第鞭毛虫致病主要为滋养体寄生于人体十二指肠,其吸器的附着作用可损伤肠黏膜微绒毛、影响消化吸收功能。当大量滋养体附着肠黏膜时,可形成屏障,从而影响营养物质吸收。患者可出现腹痛、腹泻,粪便呈水样,有恶臭;粪便中无脓血,含较多脂肪颗粒。伴有厌食、呕吐、发热。儿童常腹泻数月,导致脂溶性维生素缺乏,影响发育。寄生在胆管系统的滋养体可引起胆囊炎或胆管炎,可产生胆绞痛和黄疸。

5. 蓝氏贾第鞭毛虫病原学诊断方法有:①生理盐水直接涂片法。常用,查稀便中活滋养体。②碘液涂片法。查成形粪便中包囊,由于包囊的形成与排出有间歇性,故应隔天收集,连查三次。③十二指肠引流法或肠检胶囊法。如粪便检查阴性,可检查小肠液中滋养体。此法的检出率较高。

6. 阴道毛滴虫病的防治原则是:①及时治疗感染者和带虫者,消除传染源。常用甲硝唑(灭滴灵)治疗。②定期对女性进行普查,反复感染的女性应注意男性配偶的检查和治疗。③注意个人卫生和公共卫生,提倡使用蹲式厕所和淋浴。

7. 阴道毛滴虫的病原学诊断方法为:①生理盐水直接涂片,取患者阴道分泌物或男性前列腺分泌物作涂片,镜检滋养体。②阴道分泌物涂片,吉姆萨染色或者瑞氏染色、镜检。③阴道分泌物置于肝浸汤培养基内培养,48小时镜检滋养体。

8. 阴道毛滴虫主要寄生在人体泌尿生殖系统,其致病机制主要有:

(1) 滴虫致病:主要由于接触细胞毒作用,滴虫可直接接触、破坏附着处阴道上皮细胞。

(2) 破坏阴道自净作用:阴道滴虫竞争性消耗阴道上皮细胞糖原,妨碍乳酸杆菌酵解糖原,使局部pH转变为中性或碱性,从而有利于细菌感染,加重炎症反应。

(3) 阴道毛滴虫可吞噬精子,其分泌物阻碍精子存活,与不孕症有关。

(鱼艳荣)

第三节 孢 子 虫

测 试 题

一、填空题

1. 寄生于人体的疟原虫主要有_____、_____、_____和_____4种。
2. 在我国主要是_____疟原虫和_____疟原虫流行，_____疟原虫和_____疟原虫少见。
3. 间日疟原虫子孢子在遗传学上有_____和_____两种类型。
4. 由子孢子侵入人体到出现疟疾临床症状之前所需的时间称_____期。
5. 疟原虫红内期裂体生殖过程分为_____、_____、_____和_____四个发育阶段。
6. 被间日疟原虫寄生的红细胞有_____、_____和_____三种变化。
7. 间日疟原虫完成一代红细胞内裂体生殖周期所需的时间为_____小时。
8. 疟疾的一次典型发作过程为_____、_____和_____三个连续阶段。
9. 在恶性疟原虫感染的患者血涂片中，主要可以查到_____和_____两个发育阶段。
10. _____和_____疟原虫只有再燃，无复发。
11. 疟原虫在人体的发育过程分为_____和_____两个阶段。
12. 凶险型疟疾多见于_____疟原虫感染。
13. 对于疟疾患者的病原学检查，薄血膜适用于_____的鉴别，厚血膜可提高_____，各有利弊。
14. 由于疟原虫抗原变异、抗疟治疗不彻底或人体特异性免疫力下降，使残存在红细胞内的疟原虫大量繁殖而引起的疟疾发作称为_____，间日疟原虫存在这种现象。
15. _____，_____和_____是疟疾的防治原则。
16. 氯喹及哌喹主要杀灭疟原虫的_____；乙胺嘧啶可杀灭疟原虫的_____，可作为预防用药。
17. 疟原虫诱导的宿主有_____和_____这两个免疫特点。
18. 弓形虫发育过程中有_____、_____、_____、_____和_____5种阶段。
19. 弓形虫假包囊内的滋养体称_____，包囊内的滋养体称_____。
20. 弓形虫的终宿主是_____。
21. 先天性弓形虫病是由于孕妇内弓形虫经_____传给胎儿所致。
22. _____是获得性弓形虫病最常见的临床症状。
23. 弓形虫感染人体后，一般为_____感染，但宿主免疫力低下或免疫缺陷时，可出现_____。
24. 食入弓形虫成熟卵囊，_____在肠腔逸出，穿过肠壁，经血流到人体的有核细胞内寄生。

25. 隐孢子虫生活史在宿主的_____细胞中细胞膜和胞质之间纳虫空泡内完成。

26. 艾滋病患者合并肠道寄生虫感染的常见病原体为_____，_____为其主要临床表现。

27. 隐孢子虫病的传染源是_____、_____和_____。

28. 隐孢子虫病原学诊断方法是粪便直接涂片，常用_____染色法，可查获_____阶段。

二、单项选择题

1. 疟原虫的主要传播途径是
   A. 子孢子直接钻入皮肤
   B. 雌性按蚊叮咬，子孢子随唾液一起注入人体
   C. 配子体经输血感染
   D. 雌性按蚊叮咬时，子孢子主动钻入皮肤
   E. 雌性按蚊叮咬，配子体进入人体

2. 疟原虫感染诱导人体产生的免疫的特点是
   A. 抑制肝细胞内休眠体复苏
   B. 控制红细胞内原虫数量
   C. 主要针对再感染
   D. 抵抗4种人疟原虫的再感染
   E. 患者治愈后可获终身免疫

3. 引起疟疾再燃的虫体时期是
   A. 速发型子孢子
   B. 迟发型子孢子
   C. 红内期裂体生殖时期
   D. 红外期裂体生殖时期
   E. 雌、雄配子体

4. 诊断疟疾常用的病原学检查方法是
   A. 活检
   B. 血涂片
   C. 粪便生理盐水直接涂片
   D. 骨髓穿刺
   E. 痰液检查

5. 在间日疟患者的周围血循环中不能查到
   A. 环状体
   B. 配子体
   C. 滋养体
   D. 卵囊
   E. 裂殖体

6. 与疟疾流行的有关因素不包括
   A. 患者
   B. 媒介按蚊叮咬
   C. 易感人群
   D. 感染动物
   E. 带虫者

7. 不作为疟疾发作致病因素的是
   A. 红细胞碎片
   B. 裂殖子
   C. 正常红细胞
   D. 变性血红蛋白
   E. 疟原虫代谢产物

8. 疟疾的传染源是
   A. 带虫者
   B. 疟疾患者
   C. 外周血中有配子体的感染者
   D. 感染的鸟类
   E. 感染的哺乳动物

9. 可在一个红细胞内见到多个环状体的人疟原虫是
   A. 卵形疟原虫
   B. 三日疟原虫
   C. 间日疟原虫
   D. 恶性疟原虫
   E. 约氏疟原虫

10. 疟原虫生活史过程中，受染红细胞形态与正常红细胞相似的时期是
    A. 环状体

B. 滋养体
C. 裂殖体
D. 雌配子体
E. 雄配子体

11. 被寄生的红细胞内出现薛氏小点的疟原虫是
   A. 恶性疟原虫和三日疟原虫
   B. 三日疟原虫和卵形疟原虫
   C. 卵形疟原虫和恶性疟原虫
   D. 间日疟原虫和卵形疟原虫
   E. 间日疟原虫和恶性疟原虫

12. 间日疟患者血涂片经吉姆萨或瑞氏染色，下列描述不正确的是
   A. 疟原虫细胞核染成红色或紫色
   B. 疟原虫细胞质染成蓝色
   C. 红细胞质内疟色素染成黑褐色
   D. 受染红细胞颜色变浅
   E. 受染红细胞胀大并出现浅红色小点

13. 既可引起再燃又可引起复发的疟原虫有
   A. 卵形疟原虫和三日疟原虫
   B. 三日疟原虫和恶性疟原虫
   C. 卵形疟原虫和恶性疟原虫
   D. 间日疟原虫和卵形疟原虫
   E. 间日疟原虫和恶性疟原虫

14. 可引起脑型疟的疟原虫主要是
   A. 恶性疟原虫
   B. 三日疟原虫
   C. 间日疟原虫
   D. 卵形疟原虫
   E. 伯氏疟原虫

15. 恶性疟原虫完成一代红细胞内裂体生殖周期所需时间为
   A. 72h
   B. 48h
   C. 36~48h
   D. 24~36h
   E. 24h

16. 传播疟疾的媒介昆虫是
   A. 白蛉
   B. 金蝇
   C. 按蚊
   D. 虱
   E. 蚤

17. 疟原虫的主要致病阶段是
   A. 红细胞内期
   B. 红细胞外期
   C. 子孢子
   D. 配子体
   E. 卵囊

18. 配子体呈新月形的人疟原虫是
   A. 间日疟原虫
   B. 卵形疟原虫
   C. 恶性疟原虫
   D. 三日疟原虫
   E. 约氏疟原虫

19. 疟原虫的感染阶段是
   A. 子孢子
   B. 裂殖子
   C. 裂殖体
   D. 环状体
   E. 配子体

20. 疟色素来源于
   A. 疟原虫的细胞膜
   B. 疟原虫的细胞质
   C. 宿主的红细胞膜
   D. 宿主红细胞中的血红蛋白
   E. 患者血清

21. 疟原虫的潜伏期包括
   A. 子孢子侵入肝细胞，在肝细胞内的发育时间
   B. 子孢子侵入肝细胞，在肝细胞内的发育和数代红细胞内裂体生殖所需的时间
   C. 子孢子侵入肝细胞和迟发型子孢子在红细胞内的发育所需的时间
   D. 子孢子侵入肝细胞和速发型子孢子在红细胞内的发育所需的时间
   E. 子孢子侵入肝细胞和配子体形成所需的时间

22. 间日疟原虫在人体内的发育过程包括
    A. 裂体生殖和配子体形成
    B. 出芽生殖和配子体形成
    C. 配子生殖和孢子生殖
    D. 接合生殖和孢子生殖
    E. 二分裂方式生殖和配子生殖
23. 经输血可能感染的寄生虫是
    A. 溶组织内阿米巴
    B. 阴道毛滴虫
    C. 蓝氏贾第鞭毛虫
    D. 隐孢子虫
    E. 疟原虫
24. 疟原虫能在蚊体内继续发育的时期是
    A. 裂殖子
    B. 裂殖体
    C. 环状体
    D. 配子体
    E. 滋养体
25. 疟性肾病多见于
    A. 间日疟患者长期未愈者
    B. 恶性疟患者长期未愈者
    C. 三日疟患者长期未愈者
    D. 卵形疟患者长期未愈者
    E. 所有疟原虫患者长期未愈者
26. 疟原虫寄生在人体的部位是
    A. 红细胞和肝细胞
    B. 红细胞和有核细胞
    C. 红细胞和白细胞
    D. 淋巴细胞和肝细胞
    E. 脾细胞和淋巴细胞
27. 疟疾感染者贫血的原因,除了疟原虫直接破坏红细胞外,还有
    A. 缺铁
    B. 慢性失血
    C. 脾功能亢进
    D. 血红蛋白合成受损
    E. 血浆容量增加致血液稀释
28. 外周血检查间日疟原虫的适宜采血时间是在典型发作后
    A. 数小时
    B. 十余小时后
    C. 1周内
    D. 10 天
    E. 3 周
29. 吉姆萨或瑞氏染色镜检疟原虫时,呈棕褐色的成分是
    A. 疟原虫细胞核
    B. 疟原虫细胞质
    C. 疟原虫疟色素
    D. 宿主红细胞
    E. 宿主血红蛋白
30. 下列不是疟疾患者临床表现的是
    A. 贫血
    B. 脾大
    C. 肾小球肾炎
    D. 凶险型疟疾
    E. 内脏出血
31. 刚地弓形虫的主要致病阶段是
    A. 速殖子
    B. 缓殖子
    C. 卵囊
    D. 子孢子
    E. 裂殖体
32. 刚地弓形虫慢性感染的主要形式是
    A. 包囊中速殖子
    B. 包囊中缓殖子
    C. 卵囊中子孢子
    D. 假包囊中速殖子
    E. 假包囊中缓殖子
33. 当宿主免疫功能正常时,弓形虫感染可使宿主产生保护免疫,此时宿主呈
    A. 急性感染
    B. 亚急性感染
    C. 隐性感染
    D. 全身播散
    E. 慢性感染
34. 刚地弓形虫的终宿主是
    A. 猫科动物
    B. 哺乳动物
    C. 爬行动物

D. 人

E. 鸟类

35. 刚地弓形虫寄生在人体的阶段有

　　A. 滋养体和配子体

　　B. 包囊和配子体

　　C. 假包囊和子孢子

　　D. 只有假包囊

　　E. 假包囊、包囊、滋养体均可

36. 刚地弓形虫的生活史类型属于

　　A. 虫媒传播型

　　B. 人际传播型

　　C. 循环传播型

　　D. 直接接触传播型

　　E. 间接接触传播型

37. 下列不属于弓形虫病的传播途径的是

　　A. 母婴传播

　　B. 经受损的皮肤黏膜感染

　　C. 输血

　　D. 经口感染

　　E. 媒介昆虫叮咬

38. 与弓形虫广泛流行无关的因素是

　　A. 生活史多个阶段都有感染性

　　B. 中间宿主广泛

　　C. 卵囊排放量大

　　D. 滋养体、包囊、卵囊有较强的抵抗力

　　E. 生活史简单

39. 刚地弓形虫的实验诊断多采用

　　A. 查血液中包囊

　　B. 以动物接种试验为主

C. 以体外培养试验为主

D. 免疫学诊断

E. 分子生物学诊断

40. 脑脊液沉淀涂片后吉姆萨染色适于检查

　　A. 阴道毛滴虫

　　B. 蓝氏贾第鞭毛虫

　　C. 刚地弓形虫

　　D. 隐孢子虫

　　E. 疟原虫

41. 隐孢子虫卵囊经改良抗酸染色，卵囊呈

　　A. 无色透明

　　B. 黄色

　　C. 蓝绿色

　　D. 蓝黑色

　　E. 玫瑰红色

42. 隐孢子虫侵入途径是

　　A. 卵囊污染食物和饮水，经口感染

　　B. 经媒介昆虫叮咬

　　C. 卵囊经皮肤侵入

　　D. 卵囊经胎盘感染

　　E. 卵囊经接触感染

43. 需要两种脊椎动物完成生活史的原虫是

　　A. 溶组织内阿米巴

　　B. 刚地弓形虫

　　C. 蓝氏贾第鞭毛虫

　　D. 疟原虫

　　E. 阴道毛滴虫

三、名词解释

1. 疟疾的再燃
2. 疟疾的复发
3. 疟原虫红细胞外期
4. 疟原虫红细胞内期
5. 带虫免疫
6. 弓形虫假包囊、速殖子
7. 弓形虫包囊

四、问答题

1. 结合疟原虫生活史，简述疟疾发作的原因。

2. 简述疟原虫引起贫血的原因。
3. 简述疟原虫引起脾大的原因。
4. 结合疟原虫生活史，解释疟疾的潜伏期。
5. 如何用病原学方法诊断疟疾患者？
6. 简述厚、薄血膜涂片诊断疟疾的优缺点。
7. 简述疟疾流行的基本环节和防治原则。
8. 刚地弓形虫感染普遍的原因有哪些？
9. 弓形虫隐性感染转化为急性弓形虫病的条件有哪些？
10. 免疫功能低下患者主要容易感染哪些原虫病？简述病原学诊断方法。

参考答案

一、填空题

1. 间日疟原虫　恶性疟原虫　三日疟原虫　卵形疟原虫
2. 间日　恶性　三日　卵形
3. 速发型子孢子　迟发型子孢子
4. 潜伏
5. 环状体　滋养体　裂殖体　裂殖子
6. 胀大　颜色变浅　出现红色薛氏小点
7. 48
8. 寒战　高热　出汗热退
9. 环状体　配子体
10. 恶性疟原虫　三日
11. 红细胞外期　红细胞内期
12. 恶性
13. 虫种　检出率
14. 再燃
15. 治疗患者、控制传染源　切断传播途径（灭蚊、防蚊）　保护易感人群
16. 红内期裂体生殖期　红细胞外期
17. 带虫免疫　免疫应答具有种、株、期的特异性
18. 速殖子　包囊　裂殖体　配子体　卵囊
19. 速殖子　缓殖子
20. 猫
21. 胎盘
22. 淋巴结肿大
23. 隐性　急性弓形虫病（急性发作）
24. 子孢子
25. 消化道（肠）上皮
26. 隐孢子虫　腹泻
27. 患者　带虫者　病畜

28. 改良抗酸　卵囊

二、单项选择题

1. B	2. B	3. C	4. B	5. D	6. D	7. C	8. C
9. D	10. A	11. D	12. C	13. D	14. A	15. C	16. C
17. A	18. C	19. A	20. D	21. B	22. A	23. E	24. D
25. C	26. A	27. C	28. A	29. C	30. E	31. A	32. B
33. C	34. A	35. E	36. C	37. E	38. E	39. D	40. C
41. E	42. A	43. B					

三、名词解释

1. 疟疾患者治疗不彻底或疟疾发作后机体产生了免疫力，体内大部分红内期疟原虫被杀死，发作停止。患者若无再次感染，仅由体内残存的少量红内期疟原虫在一定条件下大量增殖又引起疟疾的发作，称疟疾的再燃。再燃与宿主的抵抗力、特异性免疫力下降以及疟原虫的抗原变异有关。四种疟原虫均有再燃。

2. 经过治疗或患者免疫力的作用，红内期疟原虫全部被杀死，发作停止。患者若无再次感染的情况下又出现疟疾发作，称疟疾的复发。复发的原因是由于肝细胞内迟发型子孢子形成的休眠体经一段时间的休眠后进行裂体生殖，释放的裂殖子进入红细胞内大量繁殖引起的。恶性疟原虫和三日疟原虫无迟发型子孢子，因此只有再燃而无复发。间日疟原虫和卵形疟原虫既有再燃也有复发。

3. 疟原虫子孢子侵入人体后先进入肝细胞，在肝细胞内进行裂体生殖的过程，称红细胞外期，简称红外期。四种疟原虫在肝细胞内均进行裂体生殖，但发育时间因种而异。间日疟原虫不同地理株的红细胞外期发育时间不完全相同，可能与两种类型子孢子（即速发型子孢子和迟发型子孢子）有关。当速发型子孢子侵入肝细胞后就进入红外期裂体生殖，红外期所需时间短；而迟发型子孢子形成的休眠体则需经过一段较长的休眠期后才开始红外期裂体生殖，引起疟疾的复发，红外期所需时间长。

4. 被寄生的肝细胞破裂，红外期裂殖子释放入血，一部分裂殖子侵入红细胞，进行红细胞内的发育过程，称红细胞内期，简称红内期。疟原虫红细胞内裂体生殖周期为环状体—滋养体—裂殖体—裂殖子—环状体，其裂体生殖周期因种有所不同，间日疟原虫的红内期为48h，恶性疟原虫为36～48h，三日疟原虫为72h，卵形疟原虫为48h。

5. 人或动物感染疟原虫后，多能产生一定的保护性免疫力，能抵抗同种疟原虫的再感染，并可杀死血液中的大部分疟原虫，使血液内的疟原虫数量维持在较低水平，称带虫免疫。但当虫体被药物消除后，这种免疫力也随之消失。

6. 弓形虫侵入宿主的有核细胞内，进行分裂繁殖，在细胞内形成有数个至十多个虫体的集合体，这种由宿主细胞膜包绕的虫体集合体称为假包囊。其内的虫体繁殖速度快，称速殖子。

7. 当宿主的免疫力增强时，弓形虫繁殖减慢，虫体外面形成一层富有弹性的囊壁，其内含有数个至数千个虫体，称为包囊，其内虫体称缓殖子。

四、问答题

1. 疟疾的一次典型的发作包括寒战、高热和出汗退热三个连续阶段。发作是疟原虫红内期裂体生殖所致。红内期疟原虫经过几代裂体生殖后,血中虫体密度达到发热阈值时,引起疟疾发作。发作原因为红内期成熟裂殖体胀破红细胞,疟原虫裂殖子和代谢产物、残余和变形的血红蛋白以及红细胞碎片等一并进入血流,其中一部分被巨噬细胞和中性粒细胞吞噬,刺激这些细胞产生内源性热原质,这些内源性热原质与疟原虫代谢产物共同作用于下丘脑的体温调节中枢,引起发热。

疟疾发作的特点具有周期性,此周期性与疟原虫红内期裂体生殖时间一致。间日疟原虫和卵形疟原虫红内期裂体增殖时间是48h,故隔日发作一次;恶性疟36~48h发作一次;三日疟为72h发作一次。在初发患者,由于体内疟原虫处于不同的发育阶段,发作的周期性多不明显,症状多不典型。

2. 疟疾发作数次后,患者可出现贫血,贫血的程度与疟疾发作的次数有关,发作次数越多,贫血越严重。贫血的原因包括:①疟原虫成熟裂殖体直接破坏红细胞。②患者脾功能亢进,不仅吞噬被感染的红细胞,也吞噬正常红细胞。③免疫溶血:被疟原虫感染的红细胞细胞膜受损后隐蔽的抗原成分暴露,可刺激机体产生抗体,抗体与细胞膜上暴露的抗原成分结合,可通过细胞毒作用将红细胞破坏;另外,疟原虫的可溶性代谢产物(异种蛋白),可刺激机体产生抗体,抗体与可溶性代谢产物结合形成抗原抗体复合物,沉积在红细胞表面,激活补体,引起红细胞溶解。④骨髓造血功能受抑制,骨髓中红细胞生成障碍,加重贫血。

3. 疟原虫引起脾大的原因主要有:①疟原虫及其代谢产物刺激巨噬细胞增生。②疟原虫代谢产物刺激脾充血。③疟疾反复发作刺激纤维组织增生。

4. 由疟原虫子孢子侵入人体到疟疾发作之前所需时间称为疟疾潜伏期,包括子孢子侵入肝细胞进行红细胞外期的发育时间和数代红细胞内裂体生殖所需时间的总和。潜伏期长短主要取决于疟原虫的种、株生物学特性。在我国,间日疟原虫虫株有短潜伏期和长潜伏期两种类型,短潜伏期为11~25天,长潜伏期为6~12个月,可长达2年。恶性疟潜伏期为7~27天,三日疟为18~25天。

5. 疟疾诊断的病原学方法为外周血厚、薄血膜检查法。取患者末梢血,制备厚、薄血膜,用瑞氏或吉姆萨染色,油镜观察。在血膜中,间日疟原虫、三日疟原虫、卵形疟原虫均可见环状体、滋养体、裂殖体和配子体;恶性疟原虫可见环状体和配子体。为提高检出率,应注意采血时间,间日疟的采血时间宜在发作数小时至10h;恶性疟应在发作时采血。用抗疟药及抗生素后,原虫数量减少,形态发生明显变化,影响检查效果,应注意鉴别。

6. 薄血膜中疟原虫形态典型,易辨认,但诊断时发现疟原虫较难,费时间,易漏诊。厚血膜上发现疟原虫容易,省时间,但疟原虫形态不典型,不易辨认。

7. 疟疾流行的基本环节包括:①传染源:带配子体的疟疾患者和带虫者。②传播途径:主要通过雌性按蚊叮咬传播,输血也可造成感染。③易感人群:流行区儿童或低疟区、非流行区无免疫力人群。

防治原则为:①治疗患者和带虫者:杀灭体内不同阶段的疟原虫所用药物不同;杀灭红细胞内期疟原虫的药物主要有氯喹、哌喹、青蒿素;杀灭红细胞外期疟原虫的主要药物有伯氨喹。②防蚊、灭蚊,切断传播途径。③保护健康人群:主要对易感者进行防护,包括个人预防和群体预防。预防服药主要用乙胺嘧啶(杀红细胞外期疟原虫)加磺胺多辛。

8. 刚地弓形虫感染普遍的原因有:①多种生活史时期(滋养体、包囊、假包囊、卵囊)都具有感染性。②中间宿主广泛,家畜、家禽均易感染。③可在终宿主之间、中间宿主之间、终宿主与中间宿主之间多向交叉传播。④包囊在中间宿主组织内可长期生存。⑤卵囊排放量大，被感染的猫可持续 10～20 天每天排放 1000 万个卵囊。⑥滋养体、包囊和卵囊均具有较强的抵抗力。⑦感染途径广，可经口、胎盘、输血、器官移植等感染。

9. 隐性感染转化为急性弓形虫病的条件为先天或后天免疫功能缺陷、免疫功能低下，虫体出现异常增殖，致病力增强，如艾滋病患者、长期接受免疫抑制剂治疗或恶性肿瘤患者接受化、放疗导致免疫功能低下者。

10. 免疫功能低下患者主要容易感染弓形虫病和隐孢子虫病。

病原学诊断方法：

(1) 弓形虫病的病原学诊断

1) 涂片染色：取急性期患者体液、脑脊液、羊水、胸腔积液，离心取沉淀物涂片；或取患者血液、骨髓或活组织穿刺物涂片，经吉姆萨染色，镜检弓形虫滋养体。

2) 动物接种法或细胞培养法检查滋养体，是目前常用的方法。从患者获取的标本材料，腹腔接种小鼠，盲传 2～3 代，从小鼠腹腔渗出液中查滋养体。标本亦可接种于离体培养的单层有核细胞，查假包囊或游离虫体。

(2) 隐孢子虫病的病原学诊断　从粪便标本中查出卵囊为确诊依据，检查方法多用粪便直接涂片染色法，如金胺-酚染色法、改良抗酸染色法和金胺酚-改良抗酸染色法，为提高阳性率可采用蔗糖浮聚法或福尔马林-醋酸乙酯沉淀法浓集卵囊。也可用单克隆抗体染色法鉴别卵囊。

第四节　纤　毛　虫

测　试　题

一、填空题

1. 结肠小袋纤毛虫生活史中有_____和_____两个阶段。
2. 结肠小袋纤毛虫通过_____和分泌的_____可致肠壁出现_____病变。
3. 结肠小袋纤毛虫的滋养体呈_____形，虫体中、后部各有一_____，具有调节渗透压的功能，其运动细胞器为_____。
4. _____是结肠小袋纤毛虫的主要传染源。

二、单项选择题

1. 结肠小袋纤毛虫感染阶段及感染途径是
   A. 滋养体，经口
   B. 包囊，经口
   C. 滋养体，经皮肤
   D. 包囊，经皮肤
   E. 滋养体，经蝇机械性携带
2. 以下哪种原虫可引起痢疾症状
   A. 疟原虫
   B. 隐孢子虫
   C. 刚地弓形虫
   D. 蓝氏贾第鞭毛虫
   E. 结肠小袋纤毛虫
3. 结肠小袋纤毛虫的诊断方法和检查时期是
   A. 直接涂片法，检查滋养体或包囊
   B. 血涂片法，检查包囊
   C. 血涂片法，检查滋养体

D. 十二指肠引流法，检查包囊
   E. 十二指肠引流法，检查滋养体
4. 结肠小袋纤毛虫主要寄生部位为
   A. 结肠
   B. 十二指肠
   C. 回肠
   D. 直肠
   E. 空肠

5. 结肠小袋纤毛虫病患者的主要临床症状是
   A. 咳嗽
   B. 血尿
   C. 肠梗阻
   D. 脾脓肿
   E. 腹泻和黏液血便

三、名词解释

结肠小袋纤毛虫痢疾

四、问答题

总结结肠小袋纤毛虫生活史，说明其感染阶段、感染途径、寄生部位、致病时期、传播阶段各是什么。

参考答案

一、填空题

1. 滋养体　包囊
2. 机械性运动　透明质酸酶　溃疡
3. 椭圆　伸缩泡　纤毛
4. 猪

二、单项选择题

1. B　　2. E　　3. A　　4. A　　5. E

三、名词解释

结肠小袋纤毛虫滋养体借机械性运动和分泌的透明质酸酶的作用侵入肠黏膜和黏膜下层，引起溃疡，严重病例可出现大面积结肠黏膜的破坏和脱落，病理变化颇似阿米巴痢疾，主要临床表现为腹痛、腹泻和黏液血便，称结肠小袋纤毛虫痢疾。

四、问答题

（1）感染阶段：包囊。
（2）感染途径：经口。
（3）寄生部位：结肠。
（4）致病时期：滋养体。
（5）传播阶段：包囊。

（贾默稚）

第三章 医学蠕形动物

第一节 医学蠕形动物概述和吸虫

测 试 题

一、填空题

1. 在动物学分类上医学蠕虫分别属于_____动物门、_____动物门、_____门。
2. 根据医学蠕虫完成生活史是否需要中间宿主，可分为不需中间宿主的_____蠕虫和需中间宿主的_____蠕虫。
3. 在我国寄生人体的吸虫主要有_____、_____、_____和_____。
4. 常见吸虫卵中，有卵盖的是_____、_____、_____和_____，有侧棘的是_____。
5. 猫、犬是华支睾吸虫的_____宿主。
6. 华支睾吸虫成虫寄生于人或猫、犬等哺乳动物的_____内，虫卵随_____进入消化道，排出体外。
7. 华支睾吸虫在第一中间宿主体内发育过程为_____、_____、_____。其第二中间宿主是_____和_____。
8. 华支睾吸虫的感染是由于人食入淡水鱼、虾中的_____而引起。
9. 华支睾吸虫囊蚴寄生于淡水鱼最多的部位是_____。
10. 吸虫卵排出人体时，卵内含毛蚴的是_____卵和_____卵，而含卵细胞和卵黄细胞的是_____卵、_____卵和_____卵。
11. 确诊华支睾吸虫的主要依据为_____。粪便检查未见虫卵时，还可采用_____以提高检出率。
12. 粪便检查华支睾吸虫卵的主要方法有_____、_____、_____。
13. _____是预防华支睾吸虫感染的关键。
14. 治疗华支睾吸虫病首选的药物是_____。
15. 布氏姜片吸虫成虫主要寄生在_____和_____体内，其中_____是保虫宿主。
16. 布氏姜片吸虫是人体内寄生的大型吸虫，其腹吸盘呈_____状。
17. 布氏姜片吸虫寄生在人体的_____，中间宿主是_____。水生植物是_____。
18. _____卵是寄生人体最大的蠕虫卵。

19. 布氏姜片吸虫确诊依据为从粪便中检获_____和_____。
20. 布氏姜片吸虫在中间宿主扁卷螺体内发育为_____、_____、_____和_____。
21. 生食淡水鱼、虾可能感染_____吸虫；生食菱角、荸荠可能感染_____吸虫。
22. 饮用江河、溪流、水塘等的生水，可能感染的吸虫有_____、_____、_____、_____和_____。
23. 经皮肤感染并在人体发育为成虫的吸虫有_____。
24. 你所学过的吸虫中有两个中间宿主的有_____、_____、_____。
25. 以囊蚴作为感染阶段的寄生虫主要有_____、_____、_____、_____。
26. 在检查卫氏并殖吸虫患者痰液时，除虫卵外，常可查到_____。
27. 卫氏并殖吸虫成虫主要寄生在人体_____，第一中间宿主为_____，第二中间宿主为_____及_____。
28. 卫氏并殖吸虫除成虫可寄生于人体外，其_____阶段可在人体皮下、脑等造成异位损伤。
29. 卫氏并殖吸虫的病原学诊断中，取皮肤包块活组织主要可检查到_____。
30. 生食或半生食溪蟹可感染的寄生虫有_____和_____。
31. 从患者标本中查到椭圆形、不规则、金黄色、卵盖明显的虫卵是_____卵。
32. 斯氏并殖吸虫的终宿主是_____，人是其_____宿主，感染阶段为_____，感染方式是_____。
33. 含有_____的水体称疫水。
34. "稻田皮炎"的病原体为_____属和_____属吸虫尾蚴。
35. 血吸虫病根据其临床表现可分为_____、_____和_____。
36. 日本血吸虫寄生于肠系膜静脉，虫卵主要沉积于_____和_____，虫卵可随_____排出体外。
37. 日本血吸虫的致病阶段有_____、_____、_____和_____。其中对人体造成主要危害的是_____。
38. 日本血吸虫毛蚴侵入钉螺体内可发育成_____、_____和_____，其中_____可从螺体内逸出。
39. 日本血吸虫病在我国按其地理环境和流行特点可分为_____、_____和_____三种类型。
40. 日本血吸虫诱导机体产生的伴随免疫主要对再感染的_____有杀伤作用。
41. 晚期血吸虫病患者出现上消化道大出血、腹水、脾大，其主要原因是由于_____所致。
42. 可对人体肺部造成损害的吸虫有_____、_____和_____。
43. _____是治疗吸虫病首选的药物。
44. 不寄生于人体肠道而可在粪便中查到虫卵的吸虫有_____、_____、_____。
45. 可采用活检检查病原体的吸虫病有_____、_____、_____。
46. 改变不良的饮食习惯可预防_____、_____、_____和_____吸虫感染。

二、单项选择题

1. 寄生人体的吸虫的生殖方式是
   A. 幼虫进行有性生殖，成虫进行无性生殖
   B. 幼虫进行无性生殖，成虫进行有性生殖
   C. 幼虫和成虫均进行无性生殖
   D. 幼虫和成虫均进行有性生殖
   E. 幼虫不繁殖，成虫进行无性生殖

2. 下列哪项不是吸虫的发育阶段
   A. 毛蚴
   B. 胞蚴
   C. 雷蚴
   D. 尾蚴
   E. 囊包

3. 下列哪项不属于吸虫的形态结构特征
   A. 多为雌雄同体
   B. 虫体两侧对称
   C. 有口吸盘和腹吸盘
   D. 无消化道
   E. 无体腔

4. 吸虫中间宿主必为
   A. 食草类哺乳动物
   B. 食肉类哺乳动物
   C. 淡水螺
   D. 淡水鱼及淡水虾
   E. 水生植物

5. 华支睾吸虫感染人体的方式为
   A. 经口感染
   B. 经媒介昆虫叮咬
   C. 经输血感染
   D. 经皮肤感染
   E. 先天性感染

6. 华支睾吸虫的寄生部位是
   A. 小肠
   B. 盲肠
   C. 十二指肠
   D. 肝胆管
   E. 回盲部

7. 华支睾吸虫对宿主要求不严格，表现在
   A. 可寄生在螺，也可寄生于蛙
   B. 所寄生的鱼类繁多，包括海鱼
   C. 在我国南北方吃鱼习惯不同，但均有人感染
   D. 除终宿主外，还可寄生于食肉类哺乳动物
   E. 幼虫和成虫所寄生的宿主范围都较广

8. 华支睾吸虫对人体的危害主要是
   A. 引起内脏幼虫移行症
   B. 引起胆结石
   C. 引起肝损害
   D. 引起胰腺炎
   E. 引起胃肠道损伤

9. 华支睾吸虫病的病原学检查以哪种方法检出率最高
   A. 十二指肠引流法
   B. 粪便生理盐水直接涂片法
   C. 自然沉淀法
   D. 饱和盐水浮聚法
   E. 厚血膜法

10. 疑有华支睾吸虫感染常用下列哪种方法检查
    A. 肠检胶囊法
    B. 碘液涂片法
    C. 毛蚴孵育法
    D. 透明胶纸法
    E. 改良加藤法

11. 华支睾吸虫的主要保虫宿主为
    A. 纹沼螺
    B. 淡水鱼及淡水虾
    C. 猫、犬
    D. 牛、羊
    E. 家禽

12. 华支睾吸虫第一中间宿主是
    A. 蜷螺

B. 长角涵螺
C. 钉螺
D. 拟钉螺
E. 扁卷螺

13. 华支睾吸虫在人体内的主要移行途径为
    A. 囊蚴在十二指肠脱囊后经血液入肝
    B. 囊蚴在十二指肠脱囊后沿胆总管逆流至肝
    C. 囊蚴在小肠脱囊后，进入血管，随血流经心、肺后入肝
    D. 囊蚴在小肠脱囊后，穿过肠壁，经腹腔至肝
    E. 囊蚴经皮肤进入血管，随血流至肝

14. 食入未煮熟的鱼肉，可感染
    A. 似蚓蛔线虫
    B. 旋毛形线虫
    C. 华支睾吸虫
    D. 布氏姜片吸虫
    E. 卫氏并殖吸虫

15. 寄生在小肠的吸虫是
    A. 华支睾吸虫
    B. 卫氏并殖吸虫
    C. 斯氏并殖吸虫
    D. 血吸虫
    E. 布氏姜片吸虫

16. 常见的蠕虫卵中最大的是
    A. 华支睾吸虫卵
    B. 卫氏并殖吸虫卵
    C. 布氏姜片吸虫卵
    D. 斯氏并殖吸虫卵
    E. 血吸虫卵

17. 布氏姜片吸虫的中间宿主是
    A. 纹沼螺
    B. 赤豆螺
    C. 拟钉螺
    D. 扁卷螺
    E. 蜷螺

18. 附有布氏姜片吸虫囊蚴的水生植物称为
    A. 植物媒介
    B. 第一中间宿主
    C. 第二中间宿主
    D. 保虫宿主
    E. 转续宿主

19. 影响布氏姜片吸虫囊蚴在自然界生存的最重要因素为
    A. 温度
    B. 水的酸碱度
    C. 湿度
    D. 光线
    E. 水的深度

20. 布氏姜片吸虫的感染方式是
    A. 生食或半生食淡水鱼及淡水虾
    B. 生食或半生食溪蟹、蝲蛄
    C. 生食或半生食猪肉
    D. 生食或半生食水生植物
    E. 生食或半生食淡水螺

21. 布氏姜片吸虫在中间宿主体内发育过程是
    A. 毛蚴→胞蚴→雷蚴→尾蚴
    B. 胞蚴→雷蚴→尾蚴→囊蚴
    C. 毛蚴→母胞蚴→子胞蚴→尾蚴
    D. 毛蚴→母胞蚴→子胞蚴→雷蚴→尾蚴
    E. 胞蚴→母雷蚴→子雷蚴→尾蚴

22. 确诊布氏姜片吸虫病的依据是
    A. 腹痛、腹泻
    B. 外周血嗜酸性粒细胞增高
    C. 有生食或半生食水生植物习惯
    D. 粪便检查发现虫卵
    E. 消瘦、乏力、水肿

23. 生活史中只有一个中间宿主的是
    A. 华支睾吸虫
    B. 布氏姜片吸虫
    C. 卫氏并殖吸虫
    D. 斯氏并殖吸虫
    E. 华支睾吸虫和日本血吸虫

24. 以猪为主要保虫宿主的寄生虫有
    A. 溶组织内阿米巴
    B. 蓝氏贾第鞭毛虫
    C. 卫氏并殖吸虫
    D. 布氏姜片吸虫
    E. 斯氏并殖吸虫

25. 某地生长有长角涵螺、鲩鱼、菱角、扁卷螺，可造成哪些寄生虫病流行
    A. 布氏姜片吸虫病与卫氏并殖吸虫病
    B. 华支睾吸虫病与布氏姜片吸虫病
    C. 华支睾吸虫病与血吸虫病
    D. 华支睾吸虫病与卫氏并殖吸虫病
    E. 布氏姜片吸虫病与血吸虫病

26. 十二指肠引流检查可提高哪些寄生虫检出率
    A. 华支睾吸虫和蓝氏贾第鞭毛虫
    B. 华支睾吸虫和溶组织内阿米巴
    C. 布氏姜片吸虫和蓝氏贾第鞭毛虫
    D. 布氏姜片吸虫和刚地弓形虫
    E. 日本血吸虫和溶组织内阿米巴

27. 一儿童有粪便排虫史，虫体扁平、肥厚，长椭圆形，大小为（20～75）mm×（8～20）mm，肉红色，可怀疑患哪种寄生虫病
    A. 钩虫病
    B. 蛔虫病
    C. 姜片虫病
    D. 带绦虫病
    E. 蛲虫病

28. 主要引起肺部损害的吸虫有
    A. 卫氏并殖吸虫
    B. 刚地弓形虫
    C. 布氏姜片吸虫
    D. 华支睾吸虫
    E. 似蚓蛔线虫

29. 可引起黏液血便的病原体有
    A. 刚地弓形虫有性期
    B. 溶组织内阿米巴包囊
    C. 布氏姜片吸虫虫卵
    D. 日本血吸虫肠壁组织中虫卵
    E. 蓝氏贾第鞭毛虫滋养体

30. 日本血吸虫病的适应性免疫属
    A. 消除性免疫
    B. 缺少有效免疫力
    C. 带虫免疫
    D. 伴随免疫
    E. 带虫免疫和伴随免疫

31. 人可作为哪种吸虫的非正常宿主
    A. 日本血吸虫
    B. 华支睾吸虫
    C. 卫氏并殖吸虫
    D. 布氏姜片吸虫
    E. 斯氏并殖吸虫

32. 能引起游走性皮下结节和包块的吸虫是
    A. 华支睾吸虫
    B. 布氏姜片吸虫
    C. 日本血吸虫
    D. 斯氏并殖吸虫
    E. 华支睾吸虫和卫氏并殖吸虫

33. 不具卵盖的吸虫卵是
    A. 布氏姜片吸虫卵
    B. 日本血吸虫卵
    C. 华支睾吸虫卵
    D. 卫氏并殖吸虫卵
    E. 斯氏并殖吸虫卵

34. 在卫氏并殖吸虫生活史中，野猪为
    A. 终宿主
    B. 中间宿主
    C. 第一中间宿主
    D. 转续宿主
    E. 第二中间宿主

35. 卫氏并殖吸虫的第二中间宿主是
    A. 野猪
    B. 蜷螺
    C. 鱼和虾
    D. 溪蟹和蝲蛄
    E. 水生植物

36. 下列哪项不是卫氏并殖吸虫病的传染源
    A. 肺吸虫病患者
    B. 受染的野生食肉哺乳类动物
    C. 受染的野猪
    D. 带虫者
    E. 受染的犬

37. 不以囊蚴作为感染阶段的吸虫是
    A. 日本血吸虫
    B. 华支睾吸虫
    C. 布氏姜片吸虫
    D. 卫氏并殖吸虫
    E. 斯氏并殖吸虫

38. 卫氏并殖吸虫的第一中间宿主是
    A. 纹沼螺
    B. 赤豆螺
    C. 扁卷螺
    D. 蜷螺
    E. 钉螺

39. 痰液中可查到哪种吸虫卵
    A. 斯氏并殖吸虫卵
    B. 日本血吸虫卵
    C. 卫氏并殖吸虫卵
    D. 华支睾吸虫卵
    E. 布氏姜片吸虫卵

40. 斯氏并殖吸虫的病原学诊断方法是
    A. 粪便中查虫卵
    B. 痰液中查虫卵
    C. 皮下结节活检
    D. 免疫学诊断
    E. 毛蚴孵化法

41. 在我国流行的血吸虫是
    A. 曼氏血吸虫
    B. 日本血吸虫
    C. 埃及血吸虫
    D. 间插血吸虫
    E. 湄公血吸虫

42. 日本血吸虫病在我国流行至少有
    A. 100年
    B. 500年
    C. 200年
    D. 210年
    E. 2100年

43. 有侧棘的吸虫卵是
    A. 华支睾吸虫卵
    B. 日本血吸虫卵
    C. 斯氏并殖吸虫卵
    D. 布氏姜片吸虫卵
    E. 卫氏并殖吸虫卵

44. 与其他吸虫相比，日本血吸虫成虫特有的形态特征之一是
    A. 有口、腹吸盘
    B. 雌雄异体
    C. 雌雄同体
    D. 睾丸分支状
    E. 背腹扁平

45. 并殖吸虫成虫的形态特征是
    A. 睾丸与卵巢并列
    B. 子宫与睾丸并列
    C. 两吸盘并列
    D. 卵巢与子宫并列，两睾丸并列
    E. 两侧卵黄腺并列

46. 日本血吸虫的主要致病阶段是
    A. 成虫
    B. 毛蚴
    C. 尾蚴
    D. 虫卵
    E. 童虫

47. 异位血吸虫病最常见的部位是
    A. 皮肤
    B. 肝
    C. 肺与脑部
    D. 结肠
    E. 门静脉

48. 目前治疗日本血吸虫病首选的药物是
    A. 阿苯达唑
    B. 吡喹酮
    C. 甲硝唑
    D. 甲苯咪唑

E. 氯喹
49. 日本血吸虫可合成宿主样抗原属于
   A. 抗原伪装
   B. 分子模拟
   C. 抗原变异
   D. 免疫抑制
   E. 解剖位置隔离
50. 粪便生理盐水直接涂片法检查日本血吸虫卵主要用于
   A. 慢性期血吸虫病患者
   B. 晚期血吸虫病患者
   C. 急性期血吸虫病患者
   D. 有肝硬化的血吸虫病患者
   E. 尾蚴性皮炎患者
51. 直肠活检适用于哪种患者
   A. 布氏姜片吸虫病
   B. 卫氏并殖吸虫病
   C. 日本血吸虫病
   D. 斯氏并殖吸虫病
   E. 华支睾吸虫病
52. 日本血吸虫的感染阶段和感染方式是
   A. 毛蚴经皮肤感染
   B. 童虫经皮肤感染
   C. 童虫经口感染
   D. 尾蚴经皮肤感染
   E. 毛蚴经口感染
53. 尾蚴性皮炎的病理损害属于
   A. Ⅰ型超敏反应
   B. Ⅱ型和Ⅲ型超敏反应
   C. Ⅲ型超敏反应
   D. Ⅳ型超敏反应
   E. Ⅰ型和Ⅳ型超敏反应
54. 斯氏并殖吸虫的第一中间宿主是
   A. 蜷螺
   B. 豆螺
   C. 拟钉螺和小豆螺
   D. 钉螺
   E. 溪蟹
55. 消灭血吸虫病应采取的措施，除外
   A. 治疗患者和病畜
   B. 加强粪便和水源管理
   C. 加强个人防护
   D. 消灭钉螺
   E. 不生食或半生食动物肉

三、名词解释

1. 土源性蠕虫
2. 生物源性蠕虫
3. 幼虫移行症
4. 伴随免疫
5. 抗原伪装
6. 异位血吸虫病
7. 尾蚴性皮炎

四、问答题

1. 简述华支睾吸虫的生活史。
2. 简述华支睾吸虫对人体的危害。
3. 简述华支睾吸虫病的流行因素及防治对策。
4. 简述布氏姜片吸虫的致病机制。
5. 日本血吸虫寄生于肠系膜静脉与门静脉，为什么粪便中可以查到虫卵？晚期血吸虫病患者的粪便中为什么不易检出虫卵？
6. 血吸虫病按其临床表现可分为哪几期？其临床表现如何？

参考答案

一、填空题

1. 线形 扁形 棘颚
2. 土源性 生物源性
3. 华支睾吸虫 布氏姜片吸虫 卫氏并殖吸虫 斯氏并殖吸虫 日本血吸虫
4. 华支睾吸虫卵 布氏姜片吸虫卵 卫氏并殖吸虫卵 斯氏并殖吸虫卵 日本血吸虫卵
5. 保虫
6. 肝胆管 胆汁
7. 胞蚴 雷蚴 尾蚴 豆螺 沼螺
8. 华支睾吸虫囊蚴
9. 肌肉
10. 华支睾吸虫 日本血吸虫 布氏姜片吸虫 卫氏并殖吸虫 斯氏并殖吸虫
11. 检获虫卵 十二指肠引流法
12. 生理盐水直接涂片法 改良加藤法 自然沉淀法
13. 不生食或半生食淡水鱼及淡水虾
14. 吡喹酮
15. 人 猪 猪
16. 漏斗
17. 小肠 扁卷螺 植物媒介
18. 布氏姜片吸虫
19. 虫卵 成虫
20. 胞蚴 母雷蚴 子雷蚴 尾蚴
21. 华支睾 布氏姜片
22. 华支睾吸虫 布氏姜片吸虫 卫氏并殖吸虫 斯氏并殖吸虫 血吸虫
23. 日本血吸虫
24. 华支睾吸虫 卫氏并殖吸虫 斯氏并殖吸虫
25. 华支睾吸虫 布氏姜片吸虫 卫氏并殖吸虫 斯氏并殖吸虫
26. 夏科-莱登结晶
27. 肺部 蜷螺 溪蟹 蝲蛄
28. 童虫
29. 童虫
30. 卫氏并殖吸虫 斯氏并殖吸虫
31. 卫氏并殖吸虫
32. 果子狸或猫或犬 转续 囊蚴 经口
33. 血吸虫尾蚴
34. 毛毕 东毕
35. 急性血吸虫病 慢性血吸虫病 晚期血吸虫病

36. 肝　结肠壁　粪便

37. 尾蚴　童虫　成虫　虫卵　虫卵

38. 母胞蚴　子胞蚴　尾蚴　尾蚴

39. 水网型　山丘型　湖沼型

40. 童虫

41. 肝硬化和门静脉高压

42. 卫氏并殖吸虫　日本血吸虫　斯氏并殖吸虫

43. 吡喹酮

44. 卫氏并殖吸虫　华支睾吸虫　日本血吸虫

45. 卫氏并殖吸虫病　斯氏并殖吸虫病　日本血吸虫病

46. 华支睾吸虫　卫氏并殖吸虫　斯氏并殖吸虫　布氏姜片

二、单项选择题

1. B	2. E	3. D	4. C	5. A	6. D	7. E	8. C
9. A	10. E	11. C	12. B	13. B	14. C	15. E	16. C
17. D	18. A	19. A	20. D	21. D	22. D	23. B	24. D
25. B	26. A	27. C	28. A	29. D	30. C	31. E	32. D
33. B	34. D	35. D	36. C	37. A	38. D	39. C	40. C
41. B	42. E	43. B	44. D	45. D	46. D	47. C	48. B
49. B	50. C	51. C	52. D	53. E	54. C	55. E	

三、名词解释

1. 生活史简单，在发育过程中不需要中间宿主，其卵或幼虫直接在外界发育为感染阶段。食入被污染的食物或接触土壤而感染宿主。绝大多数线虫特别是肠道寄生线虫都属于此类，如似蚓蛔线虫、毛首鞭形线虫和十二指肠钩口线虫、美洲板口线虫等。

2. 生活史复杂，在发育过程中幼虫必须在中间宿主体内发育至感染阶段，感染阶段经口、皮肤或昆虫叮咬感染人体。所有的吸虫和棘头虫、大部分绦虫和少数线虫属于此类。如华支睾吸虫、链状带绦虫、班氏吴策线虫等。

3. 某些寄生于动物的蠕虫，偶然侵入非正常宿主（人体），大多保持幼虫状态，不能发育成熟，且无固定的寄生部位，在皮肤和内脏中长期移行造成局部或全身性病变，称为幼虫移行症。依据病变部位不同，分皮肤幼虫移行症和内脏幼虫移行症。如曼氏迭宫绦虫既可引起皮肤幼虫移行症，又可引起内脏幼虫移行症。

4. 初次感染血吸虫后，体内活成虫诱导机体产生特异性免疫，对已存在体内的活成虫不起杀伤作用，但可杀伤入侵的早期童虫，这种现象称伴随免疫。

5. 血吸虫体表可被宿主的血型抗原和组织相容性抗原等宿主成分包被，掩盖自身表面抗原表位，从而逃避宿主免疫系统的识别。

6. 血吸虫卵沉积在门脉系统以外的组织或器官形成的虫卵肉芽肿称异位损害或异位血吸虫病，如血吸虫卵沉积在人体的肺部和脑部形成的虫卵肉芽肿。

7. 尾蚴性皮炎又称稻田皮炎，指禽类或兽类血吸虫尾蚴（毛毕属或东毕属）侵入人体皮肤引起局部皮肤丘疹、荨麻疹、瘙痒等症状，尾蚴性皮炎发生的机制与Ⅰ型和Ⅳ型超敏反应有关。

四、问答题

1. 华支睾吸虫成虫寄生在人或哺乳动物的肝胆管内，虫卵随胆汁进入肠腔，并随患者粪便排出体外。虫卵落入水中，被第一中间宿主淡水螺（赤豆螺、长角涵螺、纹沼螺等）食入后，在螺的消化道内孵出毛蚴，经胞蚴、雷蚴、尾蚴的发育、繁殖阶段。成熟尾蚴自螺体逸出，进入水中，遇到第二中间宿主淡水鱼、淡水虾时，以其吸盘吸附在其体表，借头端分泌腺分泌透明质酸酶、蛋白水解酶等，并借助尾蚴的摆动侵入其体内，脱去尾部形成囊蚴。囊蚴被终宿主食入后，在消化液的作用下，在十二指肠脱囊为童虫。童虫经胆总管移行至肝胆管，也可经血管或穿过肠壁，进入肝胆管，发育为成虫。

2. 由于虫体在肝胆管中吸附、运动、破坏胆管上皮，及其分泌物和代谢产物诱发的超敏反应，可引起胆管内膜及胆管周围炎症反应，使胆管出现局限性扩张及胆管上皮增生。感染严重时在门脉周围可出现纤维组织增生，纤维组织逐渐向肝小叶内延伸，形成假小叶，肝细胞变性、坏死，肝小叶中央出现脂肪变性和萎缩，终致肝硬化。由于胆管壁增厚、管腔变狭，虫体堵塞胆管，易合并细菌感染，可出现胆管炎、胆囊炎或黄疸。死亡虫体碎片、虫卵、胆管上皮脱落细胞构成核心，可形成胆管结石。华支睾吸虫感染引起胆管上皮细胞增生可致癌变。

3. 流行因素：①传染源：终宿主（患者及带虫者）和保虫宿主猫、犬和猪均为本病的传染源。人群感染率高的地区，传染源以人为主；动物感染率较高的地区，保虫宿主具有潜在危险。②传播途径：人兽粪便污染水源是造成螺、鱼感染的关键因素。流行区多有用粪便养鱼的习惯，中间宿主沼螺、涵螺及豆螺广泛存在，淡水鱼作为第二中间宿主是人类的重要食物。③不良的饮食习惯：如食入生的或未煮熟的淡水鱼、虾。

防治对策：①开展卫生宣传教育，提高群众对华支睾吸虫病传播途径的认识。改变不卫生的烹调方法和不良饮食习惯，制作生、熟食品的厨具应分开使用。②搞好环境卫生，加强粪便管理，不用未经处理的粪便施肥，禁止在鱼塘上或坑塘边修建厕所，改变用人粪喂鱼的习惯，防止虫卵污染水域。③治疗患者及带虫者，可有效地减少传染源。吡喹酮为首选药物。同时注意管理好猫、犬、猪等保虫宿主。

4. 布氏姜片吸虫腹吸盘肌肉发达，吸附能力强，造成吸附部位肠黏膜与附近组织发生炎症反应，引起充血、水肿，严重者可见出血、溃疡、脓肿等。炎症部位可见中性粒细胞、淋巴细胞和嗜酸性粒细胞浸润。感染人体虫数较多时，虫体附着于宿主肠壁，摄取肠道中营养物质，并覆盖肠黏膜，妨碍肠道消化与吸收功能，导致营养不良和消化功能紊乱；大量感染时，成团虫体堵塞肠腔，可引起肠梗阻。此外，虫体的代谢产物、分泌物可诱导宿主引起超敏反应和嗜酸性粒细胞增多。

5. ①虫卵沉积在肠组织，卵不断释放可溶性抗原，破坏肠组织，形成虫卵肉芽肿，其中心常坏死，出现嗜酸性脓肿，由于肠蠕动、腹内压力和血管内压力的作用，使脓肿向肠腔破溃，虫卵随坏死组织进入肠腔，随粪便排出体外，故可在粪便中查到虫卵。②晚期血吸虫病患者随着病程的发展，虫卵周围类上皮样细胞、成纤维细胞增生，并产生胶原纤维，导致组织纤维化，瘢痕形成，肠壁增厚，虫卵无法排出，因此在粪便中不易检出虫卵。

6. 可分三期：急性血吸虫病、慢性血吸虫病、晚期血吸虫病。①急性血吸虫病：主要临床表现有发热、咳嗽、腹痛、腹泻、黏液血便、肝脾大等。②慢性血吸虫病：多数患者无明显的临床症状，或表现有腹痛、腹泻、黏液血便、肝脾大、消瘦和劳动力下降等。③晚期血吸虫病：出现肝硬化、门静脉高压、巨脾、腹水、上消化道大出血和侏儒症等。

（汪　涛　汤自豪）

第二节　绦　虫

测 试 题

一、填空题

1. 圆叶目绦虫卵为_____形，卵壳_____，胚膜具_____条纹，卵内含有_____。
2. 在我国假叶目绦虫的常见虫种是_____，其致病阶段为_____。
3. 绦虫成虫均寄生于宿主的_____，幼虫寄生于宿主的_____内。
4. 对人体危害较严重的绦虫幼虫有_____、_____和_____。
5. 链状带绦虫的幼虫称为_____。寄生在人体的常见部位有_____、_____、_____和_____，引起_____病。
6. 猪带绦虫孕节子宫每侧分支数为_____，牛带绦虫孕节子宫每侧分支数为_____。
7. 带绦虫的链体由_____、_____和_____组成。
8. 肥胖带绦虫的孕节易从人体_____自动逸出，故用_____法查虫卵检出率较高。
9. 链状带绦虫的终宿主是_____，肥胖带绦虫的中间宿主是_____。
10. 链状带绦虫头节呈_____形，其上有_____、_____和_____。
11. 人误食猪带绦虫卵可患_____病，食入_____可患猪带绦虫病。
12. 人感染囊虫病有_____、_____和_____三种方式。
13. 肥胖带绦虫_____阶段寄生于人体，引起_____病。
14. 链状带绦虫、曼氏迭宫绦虫及细粒棘球绦虫的主要致病阶段分别为_____、_____和_____。
15. 牛带绦虫与猪带绦虫头节的区别是前者无_____和_____。
16. 带绦虫病的确诊在于从粪便中检获_____或_____。
17. 预防带绦虫病的关键措施是_____。
18. 经皮肤伤口感染的绦虫病是_____病。
19. 人可作为_____和_____两种绦虫的终宿主和中间宿主。
20. 细粒棘球绦虫成虫是一种小型绦虫，由_____、颈部及_____组成，其中包括幼节、成节、孕节各一节。
21. 棘球蚴为圆形或近圆形的囊状体，由_____和囊内含物组成。其中_____分两层，外层为_____，内层为_____。
22. 在棘球蚴液中悬浮的原头蚴、生发囊及子囊，统称为_____。

23. 人是细粒棘球绕虫的_____宿主，犬、狼等食肉动物是_____宿主。
24. 细粒棘球绕虫的原头蚴在终宿主体内可发育为_____，在中间宿主体内可形成_____。
25. 棘球蚴病在我国主要分布于西部、北部的广大_____，传染源是有_____寄生的犬等食肉动物。
26. 棘球蚴的大小可因寄生的_____、_____、_____和_____的不同而异。
27. _____的内含物包括生发囊、原头蚴、子囊、囊液，其中_____的结构与母囊相同。
28. 寄生在人体内的棘球蚴破裂后，其中的原头蚴、生发囊及子囊进入腹腔，可发育为_____。
29. 棘球蚴对人体的危害程度取决于其体积_____、数量及寄生_____，通过_____压迫和毒素的作用致病。
30. 在棘球蚴病流行的牧区，犬的身体各部都可能沾有_____，人与犬接触密切时，_____可被人食入。
31. 多房棘球绕虫的幼虫寄生人体，可引起_____病。
32. 多房棘球绕虫的_____是狐、犬等食肉动物，_____是田鼠、仓鼠等啮齿类动物。
33. 人是多房棘球绕虫的非适宜中间宿主，人体感染的囊泡内_____数量很少。
34. 多房棘球蚴病的主要好发部位是_____、肺、脑等部位。
35. 微小膜壳绕虫是唯一可以不需要_____就完成生活史的绕虫。
36. 微小膜壳绕虫的_____可在人体肠道内孵出六钩蚴，进入肠绒毛发育成_____，返回肠道发育为成虫。
37. 微小膜壳绕虫对人体的主要致病阶段是_____。
38. 检查患者粪便中的_____，是确诊微小膜壳绕虫感染的依据。
39. 微小膜壳绕虫的_____污染食物、手指，经_____进入人体。
40. 人若误食含有似囊尾蚴的蚤类、甲虫等昆虫，可感染_____。
41. 曼氏迭宫绕虫的成虫头节呈_____，背腹面各有一纵行_____。
42. 曼氏迭宫绕虫的第一中间宿主是_____，第二中间宿主是_____。
43. 在曼氏迭宫绕虫生活史中，猫、犬等食肉动物是_____，蛇、鸟、猪等脊椎动物可作为_____。
44. 人可成为曼氏迭宫绕虫的_____宿主、_____宿主，甚至_____宿主。
45. 人体感染裂头蚴可引起_____病，如有曼氏迭宫绕虫成虫寄生，可引起_____病。
46. 曼氏迭宫绕虫幼虫对人体的危害比成虫的危害_____。
47. 裂头蚴可侵入人体的眼部，引起_____病。
48. 裂头蚴的感染与_____和_____习惯有密切关系。

二、单项选择题

1. 关于绕虫形态描述，错误的是
    A. 无消化道
    B. 虫体分节
    C. 雌雄异体

D. 虫体背腹扁平
E. 头节有吸盘或吸槽等固着器官
2. 绦虫成虫均寄生于脊椎动物的
   A. 肌肉
   B. 肺
   C. 脑部
   D. 小肠
   E. 结肠
3. 细粒棘球绦虫、猪带绦虫和牛带绦虫属于
   A. 假叶目
   B. 圆叶目
   C. 斜睾目
   D. 杆形目
   E. 锥吻目
4. 祖国医学中记载的寸白虫是指
   A. 蛲虫
   B. 细粒棘球绦虫
   C. 犬复孔绦虫
   D. 猪带绦虫和牛带绦虫
   E. 微小膜壳绦虫
5. 有关绦虫的发育阶段，下列哪项是错误的
   A. 钩球蚴
   B. 囊尾蚴
   C. 囊蚴
   D. 裂头蚴
   E. 棘球蚴
6. 确诊带绦虫病的主要诊断方法是
   A. 粪便生理盐水直接涂片法
   B. 饱和盐水浮聚法
   C. 水洗沉淀法
   D. 观察孕节子宫侧支数
   E. 活检
7. 牛带绦虫对人体的感染阶段是
   A. 虫卵
   B. 似囊尾蚴
   C. 钩球蚴
   D. 棘球蚴
   E. 囊尾蚴

8. 预防猪带绦虫感染的关键是
   A. 粪便管理
   B. 取消连茅圈
   C. 肉类检验
   D. 治疗患者
   E. 不食生的或未煮熟的猪肉
9. 猪带绦虫对人体的主要危害是
   A. 小钩和吸盘对肠壁的刺激
   B. 吸收大量营养
   C. 代谢产物毒素作用
   D. 六钩蚴穿过组织时的破坏作用
   E. 囊尾蚴寄生在组织器官中所造成的损害
10. 生活史中需要两个中间宿主的绦虫是
    A. 曼氏迭宫绦虫
    B. 细粒棘球绦虫
    C. 犬复孔绦虫
    D. 多房棘球绦虫
    E. 牛带绦虫
11. 猪肉中的囊尾蚴可使人感染
    A. 微小膜壳绦虫病
    B. 猪带绦虫病
    C. 牛带绦虫病
    D. 曼氏迭宫绦虫病
    E. 猪囊尾蚴病
12. 猪带绦虫头节的形态有
    A. 吸盘4个及小钩两圈
    B. 吸盘2个及小钩两圈
    C. 吸盘4个及小钩1圈
    D. 吸盘4个，无小钩
    E. 吸盘2个及小钩1圈
13. 人体感染猪囊虫病是由于
    A. 经口食入猪囊尾蚴
    B. 经皮感染猪囊尾蚴
    C. 经口食入猪带绦虫卵
    D. 经皮肤感染六钩蚴
    E. 经胎盘感染六钩蚴
14. 下列关于牛带绦虫成虫的描述哪项是错误的

A. 成虫长 4~8m

B. 头节无顶突，有 4 个吸盘和小钩

C. 成节内卵巢分 2 叶

D. 孕节子宫侧支分 15~30 支

E. 节片有 1000~2000 节

15. 带绦虫病治愈的重要依据是驱虫后在粪便中找到

A. 头节

B. 成节

C. 虫卵

D. 孕节

E. 囊尾蚴

16. 绦虫成虫具有生发能力的节片是

A. 头节

B. 颈节

C. 幼节

D. 成节

E. 孕节

17. 绦虫体壁可分为

A. 皮层

B. 皮层和皮下层

C. 皮下层

D. 皮肌肉层

E. 不分层

18. 细粒棘球绦虫对人体的感染阶段是

A. 囊尾蚴

B. 六钩蚴

C. 虫卵

D. 棘球蚴

E. 成虫

19. 确诊脑囊虫病的最有效方法是

A. 脑电图

B. 脑室造影

C. 脑脊液的免疫学试验

D. X 线扫描

E. 脑部 CT 或磁共振成像检查

20. 经皮肤感染的绦虫是

A. 细粒棘球绦虫

B. 猪囊尾蚴

C. 曼氏迭宫绦虫裂头蚴

D. 阔节裂头绦虫

E. 微小膜壳绦虫

21. 有卵盖的绦虫卵是

A. 微小膜壳绦虫卵

B. 猪带绦虫卵

C. 牛带绦虫卵

D. 曼氏迭宫绦虫卵

E. 犬复孔绦虫卵

22. 绦虫生活史中除哪种绦虫外，均需要 1 个中间宿主

A. 曼氏迭宫绦虫

B. 细粒棘球绦虫

C. 犬复孔绦虫

D. 猪带绦虫

E. 牛带绦虫

23. 细粒棘球绦虫的幼虫期叫

A. 囊尾蚴

B. 六钩蚴

C. 棘球蚴

D. 裂头蚴

E. 似囊尾蚴

24. 细粒棘球绦虫的感染方式是

A. 经口

B. 经皮肤

C. 经媒介昆虫

D. 经接触

E. 经输血

25. 细粒棘球绦虫的成虫寄生在

A. 马和牛的小肠

B. 人的小肠

C. 犬的小肠

D. 人的肝

E. 人的腹腔

26. 细粒棘球绦虫的致病阶段是

A. 原头蚴

B. 棘球蚴

C. 成虫

D. 虫卵

E. 六钩蚴

27. 棘球蚴病禁忌诊断性穿刺的主要原

因是容易引起
   A. 出血、感染
   B. 感染、继发性棘球蚴病
   C. 过敏性休克、出血
   D. 发热、黄疸
   E. 过敏性休克、继发性棘球蚴病

28. 在人体棘球蚴最常见的寄生部位是
   A. 肝
   B. 肺
   C. 脑
   D. 腹腔
   E. 脾

29. 棘球蚴病的确诊取决于哪项结果
   A. 询问病史，了解患者有无与羊、犬等动物的接触史
   B. CT、放射性核素扫描
   C. X线、超声检查
   D. 手术取出棘球蚴
   E. 免疫学检查

30. 棘球蚴病的防治与下列哪项因素无关
   A. 可采用手术摘除治疗
   B. 对牧犬定期进行药物驱虫
   C. 加强卫生宣传，注意个人、饮水和饮食卫生
   D. 不用病畜内脏喂犬
   E. 防蚊灭蚊

31. 多房棘球绦虫的感染阶段是
   A. 棘球蚴
   B. 六钩蚴
   C. 多房棘球蚴
   D. 虫卵
   E. 成虫

32. 多房棘球绦虫的侵入途径是
   A. 经口
   B. 经皮肤
   C. 经媒介昆虫
   D. 经接触
   E. 经输血

33. 多房棘球绦虫的致病阶段是
   A. 棘球蚴

   B. 多房棘球蚴
   C. 囊尾蚴
   D. 成虫
   E. 虫卵

34. 除哪种绦虫外，下列所有绦虫的虫卵均相似
   A. 细粒棘球绦虫
   B. 猪带绦虫
   C. 多房棘球绦虫
   D. 牛带绦虫
   E. 微小膜壳绦虫

35. 既可经中间宿主传播，又可不经过中间宿主完成生活史的绦虫是
   A. 微小膜壳绦虫
   B. 牛带绦虫
   C. 细粒棘球绦虫
   D. 猪带绦虫
   E. 多房棘球绦虫

36. 微小膜壳绦虫的感染阶段是
   A. 虫卵
   B. 囊尾蚴
   C. 似囊尾蚴
   D. 六钩蚴
   E. 虫卵、似囊尾蚴

37. 微小膜壳绦虫的幼虫期是
   A. 囊尾蚴
   B. 似囊尾蚴
   C. 多房棘球蚴
   D. 裂头蚴
   E. 棘球蚴

38. 终宿主是人或鼠的绦虫是
   A. 细粒棘球绦虫
   B. 猪带绦虫
   C. 多房棘球绦虫
   D. 牛带绦虫
   E. 微小膜壳绦虫

39. 虫卵不是感染阶段的绦虫是
   A. 猪带绦虫
   B. 细粒棘球绦虫
   C. 曼氏迭宫绦虫

D. 微小膜壳绦虫
E. 多房棘球绦虫

40. 除经口感染人体外，还可经其他途径进入人体的绦虫有
    A. 猪带绦虫
    B. 细粒棘球绦虫
    C. 牛带绦虫
    D. 曼氏迭宫绦虫
    E. 微小膜壳绦虫

41. 曼氏迭宫绦虫的感染阶段是
    A. 裂头蚴、囊尾蚴
    B. 裂头蚴、似囊尾蚴
    C. 裂头蚴、原尾蚴
    D. 棘球蚴、原尾蚴
    E. 裂头蚴、六钩蚴

42. 犬粪便污染食物，人误食后可感染下列哪种绦虫
    A. 猪带绦虫
    B. 牛带绦虫
    C. 细粒棘球绦虫
    D. 微小膜壳绦虫
    E. 曼氏迭宫绦虫

43. 除哪种绦虫外，均可通过孕节或虫卵检查诊断
    A. 细粒棘球绦虫
    B. 牛带绦虫
    C. 微小膜壳绦虫
    D. 猪带绦虫
    E. 曼氏迭宫绦虫

44. 裂头蚴病的确诊方法是
    A. 粪便检查
    B. 局部检出虫体
    C. 免疫学方法
    D. 血涂片检查
    E. 痰液检查

三、名词解释

1. 中绦期
2. 囊尾蚴
3. 囊虫病
4. 棘球蚴
5. 棘球蚴砂
6. 继发性棘球蚴感染
7. 泡球蚴
8. 泡球蚴病
9. 似囊尾蚴
10. 原尾蚴
11. 裂头蚴

四、问答题

1. 猪带绦虫和牛带绦虫的生活史有何异同？
2. 猪带绦虫和牛带绦虫对人体的危害有何不同？怎样鉴别两种绦虫？如何预防？
3. 如何诊断囊虫病？
4. 绦虫成虫与幼虫相比，哪一阶段对人体的危害更大，为什么？
5. 棘球蚴对人体有哪些危害？
6. 裂头蚴侵入人体有哪些途径？
7. 试述人体感染裂头蚴病的途径与方式。
8. 试述犬科动物在绦虫病流行中的意义。
9. 阐述细粒棘球绦虫的致病特点。
10. 阐述细粒棘球绦虫的生活史。

参考答案

一、填空题

1. 圆　薄　放射状　六钩蚴
2. 曼氏迭宫绦虫　裂头蚴
3. 消化道　组织
4. 囊尾蚴　裂头蚴　棘球蚴
5. 囊尾蚴　眼　脑　皮下　肌肉　囊虫
6. 7～13 支　15～30 支
7. 幼节　成节　孕节
8. 肛门　肛门拭子（透明胶纸法）
9. 人　牛
10. 球　吸盘　顶突　小钩
11. 猪囊虫　猪囊尾蚴
12. 自体内感染　自体外感染　异体感染
13. 成虫　牛带绦虫
14. 猪囊尾蚴　裂头蚴　棘球蚴
15. 顶突　小钩
16. 孕节　虫卵
17. 不食生的或未煮熟的猪（牛）肉
18. 裂头蚴
19. 猪带绦虫　曼氏迭宫绦虫
20. 头节　链体　链体
21. 囊壁　囊壁　角质层　胚层（或生发层）
22. 棘球蚴砂
23. 中间　终
24. 成虫　棘球蚴
25. 牧区　细粒棘球绦虫成虫
26. 数量　时间　部位　宿主
27. 棘球蚴　子囊
28. 新的棘球蚴
29. 大小　部位　机械性
30. 虫卵　虫卵
31. 多房棘球蚴
32. 终宿主　中间宿主
33. 原头蚴
34. 肝
35. 中间宿主
36. 虫卵　似囊尾蚴

37. 成虫

38. 虫卵

39. 虫卵　口

40. 微小膜壳绦虫

41. 指状　吸槽

42. 剑水蚤　蝌蚪（蛙）

43. 终宿主　转续宿主

44. 第二中间　转续　终

45. 裂头蚴　曼氏迭宫绦虫

46. 大

47. 眼裂头蚴

48. 饮食　风俗

二、单项选择题

1. C	2. D	3. B	4. D	5. C	6. D	7. E	8. E
9. E	10. A	11. B	12. A	13. C	14. B	15. A	16. B
17. B	18. C	19. E	20. C	21. D	22. A	23. C	24. A
25. C	26. B	27. E	28. A	29. D	30. E	31. D	32. A
33. B	34. E	35. A	36. E	37. B	38. E	39. C	40. D
41. C	42. C	43. A	44. B				

三、名词解释

1. 绦虫在中间宿主体内发育的时期称中绦期。各种绦虫中绦期的名称和结构不同，假叶目中绦期为原尾蚴、裂头蚴；圆叶目中绦期有囊尾蚴、棘球蚴、似囊尾蚴等。

2. 囊尾蚴是带绦虫的幼虫，俗称囊虫。为乳白色半透明的囊状体，囊内充满囊液，囊壁上有米粒大小向内翻转的头节，悬于囊液中，头节结构与成虫相似。

3. 囊虫病，即囊尾蚴病，是由于误食猪带绦虫卵或节片，囊尾蚴寄生于人体组织引起的，症状与寄生部位有关。常寄生于人体的皮下、肌肉、脑部、眼等部位。

4. 棘球蚴是细粒棘球绦虫的中绦期。囊壁较厚，囊内充满囊液，大量的原头蚴（又称原头节）、生发囊、子囊附着在囊壁上或脱落后悬浮于囊液中。生发囊内含数量不等的原头蚴，子囊结构与母囊相似，一个棘球蚴中含有成千上万个原头蚴。

5. 棘球蚴砂是细粒棘球绦虫幼虫（棘球蚴）结构中的一部分。这部分是从棘球蚴囊壁的生发层脱落到囊内，悬浮于囊液中的固体物质，统称棘球蚴砂。这些固体物质包括原头蚴、生发囊、子囊、脱落的生发层碎片。

6. 在人体内寄生的棘球蚴囊壁破裂后，囊液溢出，其中的原头蚴、生发囊、子囊可进入其他组织器官（胆道、腹腔、肺等），发育为新的棘球蚴，造成继发性棘球蚴感染。

7. 多房棘球绦虫的幼虫称为泡球蚴，可寄生人体引起严重的多房性棘球蚴病，亦称泡球蚴病。泡球蚴为淡黄色或白色的囊泡状团块，由许多大小囊泡相互连接、聚集而成，每个囊泡大小基本相同，囊泡内有的含透明囊液和许多原头蚴，有的含胶状物而无原头蚴。

8. 人因误食多房棘球绦虫虫卵，在人肠腔内六钩蚴孵出，六钩蚴随血液循环到肝、肺、脑等组织内，幼虫囊腔化，形成囊泡。囊壁生发层多以外生性出芽生殖，不断产生新的囊泡，在人体肝、肺、脑等实质性组织内呈弥漫性生长，形成无数大小不等的囊泡，直接破坏和取代组织，可形成巨块状泡球蚴。其中心发生缺血性坏死，崩解液化而形成空腔，钙化。此过程可产生毒素，又进一步损害组织，同时周围组织因受压而发生变性坏死，引起各脏器组织功能受损，而出现临床症状和体征，称为泡球蚴病。如肝泡球蚴病出现肝区胀痛、肝功能异常、黄疸；经血循环可继发肺部泡球蚴病，出现咯血、胸痛、气胸等。

9. 似囊尾蚴是膜壳绦虫的中绦期。在中间宿主体内，由虫卵孵化出的六钩蚴发育而成。体形较小，前端有很小的囊腔和相对较大的内缩头节，后端则呈实心的、带小钩的尾状结构。

10. 原尾蚴是假叶目绦虫在第一中间宿主体内发育的幼虫。该虫体为一实体，无头节分化，但在一端有一小突，称为小尾，上有6个小钩。

11. 裂头蚴是假叶目绦虫的幼虫。原尾蚴被假叶目绦虫的第二中间宿主（蛇、蛙）吞食后发育为裂头蚴。裂头蚴呈白色，长带状，不分节，已失去小尾及小钩，开始形成附着器，分化出头节。

四、问答题

1. （1）相同点：①终宿主相同。两种绦虫成虫均寄生于人体，人是其终宿主。②成虫寄生部位相同。两种绦虫成虫均寄生于人体小肠内。③感染途径和方式相同。两种绦虫的感染途径和方式都是经口食入或饮入。④囊尾蚴都是感染阶段。人误食猪囊尾蚴或牛囊尾蚴均可引起成虫寄生。⑤生活史的发育阶段及过程相同。发育阶段都包括卵、六钩蚴、囊尾蚴、成虫，都需要中间宿主，同为生物源性蠕虫。

（2）不同点：①中间宿主不同。猪带绦虫的中间宿主是人或猪，牛带绦虫的中间宿主为牛。②感染阶段不完全相同。猪带绦虫有两个感染阶段，即虫卵和囊尾蚴，囊尾蚴感染人体引起猪带绦虫病，虫卵感染人体引起囊尾蚴病；而牛带绦虫仅有一个感染阶段，即囊尾蚴。③两者孕节均可经粪便排出，但牛带绦虫孕节还可主动从肛门爬出。

2. 猪带绦虫和牛带绦虫对人体均可造成危害，但危害程度有所不同。少数成虫寄生时，临床症状均比较轻微，粪便中发现节片是大多数患者求医的主要原因。带绦虫病主要症状有上腹部或全腹隐痛、消化不良、腹泻、体重减轻等症状。偶尔可见因绦虫的头节固着肠壁而致局部损伤。少数病例成虫可穿破肠壁或引起肠梗阻。但是，猪带绦虫的危害性比牛带绦虫严重。主要是猪带绦虫的成虫和幼虫均可寄生于人体。据国内报道，有16%～25%的猪带绦虫病患者伴有囊虫病，而囊虫病患者中约有55.6%伴有猪带绦虫。人体感染囊虫病的方式有自体内、自体外和异体感染三种方式。猪囊虫可寄生在皮下、肌肉、脑、眼等部位，引起严重的病变。而牛带绦虫寄生人体不引起囊虫病。

在诊断中，对两种绦虫应进行鉴别。主要根据头节、成节及孕节结构特征鉴别。

猪带绦虫和牛带绦虫的预防原则基本相同，应采取综合措施。包括治疗患者，管理粪便，改进猪的饲养方法（猪带绦虫），注意牧场清洁（牛带绦虫）；加强肉类检验，注意饮食卫生、饮水卫生和个人卫生，不食生的或不熟的肉类等措施。由于猪带绦虫成虫寄生在肠道同时可导致囊尾蚴病，必须尽早彻底驱虫治疗。

3. 囊虫病的诊断一般比较困难，询问病史具有一定的意义。主要根据寄生部位采取不同的方法。皮下结节用手术摘除检查；眼囊虫病用眼底镜检查；脑囊虫病用X线、CT、MRI等影像学检查，并结合免疫学方法进行诊断。

4. 绦虫成虫及其幼虫都能对人体造成危害，以幼虫对人体危害大。如猪带绦虫成虫在人体小肠寄生，主要引起人体消化系统症状，而其幼虫（囊尾蚴）可寄生在人体的脑、眼、肌肉及皮下组织，尤其在脑和眼等部位寄生，可引起头痛、癫痫、颅内压增高、精神障碍、视力减弱或失明，甚至死亡。又如细粒棘球绦虫幼虫（棘球蚴）可寄生人体的肝、脑、骨等部位，造成机械压迫，棘球蚴液一旦外流不仅可以造成继发感染，还会引起过敏性休克，甚至死亡，危害十分严重。

5. 棘球蚴对人体的危害有：①机械性损害。棘球蚴不断地增大，压迫周围组织、器官，致组织细胞萎缩、坏死，引起脏器的机械性压迫症状。如压迫胆道，可出现黄疸；寄生于肺，可引起咳嗽、胸痛。②超敏反应。棘球蚴破裂后，囊液外溢，可使患者产生超敏反应，如大量囊液进入血液，可引起严重的过敏性休克，甚至死亡。③并发症。棘球蚴囊壁破裂，囊液溢出，原头蚴、生发囊及子囊可发育为新的棘球蚴，造成继发性棘球蚴病。

6. 裂头蚴侵入人体有以下三种途径：①局部贴敷生蛙肉为主要侵入途径。用生蛙肉敷贴伤口或脓肿，蛙肉中裂头蚴可自伤口或正常皮肤、黏膜侵入组织。②吞食生的或未煮熟的蛙、蛇或猪肉。民间有用吞食活蛙治疗疮疖或疼痛的习惯，或吃未煮熟的蛙、蛇、猪肉，肉中裂头蚴可穿过肠壁进入腹腔，并移行到达全身各部位。③误食感染剑水蚤，或原尾蚴直接从皮肤、黏膜侵入感染。

7. 人体感染裂头蚴病的方式有：

（1）经皮肤感染　①在被原尾蚴污染的湖、塘水中游泳时，原尾蚴经皮肤钻入人体引起裂头蚴病；②用含有裂头蚴的蛙肉敷贴伤口时，裂头蚴趁机钻入皮肤。

（2）经口感染　①人饮用不洁水或食入含有原尾蚴的剑水蚤，原尾蚴在消化道逸出，移行至皮下、腹腔、四肢等处，发育为裂头蚴；②人食入生的或半生的含有裂头蚴的中间宿主（蛙）肉及转续宿主（蛇、鸟类和猪等）肉，裂头蚴在消化道逸出，穿肠壁入腹腔，或移行至胸腔、四肢、皮下、脑等部位，引起裂头蚴病。

8. 犬科动物在绦虫病流行中的意义：

（1）犬科动物可作为细粒棘球绦虫、多房棘球绦虫、犬复殖孔绦虫、曼氏迭宫绦虫和阔节裂头绦虫的终宿主，是人体绦虫病流行过程中的重要传染源。①从患细粒棘球绦虫病、多房棘球绦虫病的犬科动物粪便排出的孕节或虫卵污染牧草、水源，以至羊、牛等家畜的体表，人因误食虫卵而感染，患棘球蚴病或泡球蚴病。②若犬科动物体内有曼氏迭宫绦虫或阔节裂头绦虫寄生时，从粪便中排出的虫卵进入水中，孵出钩球蚴，后者被中间宿主剑水蚤吞食，在其体内发育为原尾蚴。人若误食含原尾蚴的剑水蚤，可患裂头蚴病。人也可因食入感染裂头蚴的第二中间宿主［阔节裂头绦虫（鱼）、曼氏迭宫绦虫（蛙）］的肉而感染。所以，犬科动物作为这些绦虫的终宿主，在其流行病学中起着非常重要的作用。

（2）在流行区应加强对犬的管理，定期给犬驱虫，对犬粪进行无害化处理，以减少传染源，控制绦虫病的流行。

9. 细粒棘球绦虫的致病特点有：

（1）儿童感染，成人发病。因为感染阶段虫卵被人误食，在消化道孵出的六钩蚴钻入肠壁血管，随血液循环到达人体实质器官肝、肺、脑等组织，约经5个月才逐渐发育为棘球蚴，棘球蚴生长缓慢，6个月左右直径才达0.5～1cm，每年长1～5cm，此幼虫可在人体存活40年之久，所以儿童感染成年发病。

（2）棘球蚴的致病主要以机械性损伤为主。由于棘球蚴逐年生长，压迫周围组织，引起组织细胞萎缩、坏死。若在肝寄生，肝区可出现轻微压痛，坠胀感，上腹部饱胀，食欲缺乏等症状。如棘球蚴压迫胆道系统，可出现胆囊炎、胆管炎、黄疸。寄生于肺部可出现呼吸急促、胸痛、咳嗽等刺激症状。若寄生于脑部可出现颅内压升高、头痛、恶心、呕吐、抽风等症状。若寄生于腹腔可触及包块，压之有弹性，叩诊时可有震颤感。

（3）棘球蚴在人体长时间寄生，可形成巨型囊，可自行破裂，或在内压或外力的作用下破裂，囊内含物外溢或外渗到周围组织，囊液内含有无机盐、蛋白质、糖、脂肪、酶等，其中有些物质对人体是强烈过敏原，可引起超敏反应，甚至因过敏性休克而死亡。棘球蚴破裂，囊内的原头蚴、生发囊可在周围组织继续发育为新的棘球蚴，引起继发性感染。

10. 细粒棘球绦虫完成生活史需要两个宿主，中间宿主是人或偶蹄类食草动物羊、牛、骆驼等，终宿主为食肉动物犬、狼等犬科动物。其生活史过程如下：成虫寄生在终宿主（犬科动物）的小肠上段，以头节的吸盘和小钩吸附于肠壁上。脱落的孕节和释出的虫卵随宿主粪便排出，污染牧草、水源等环境。虫卵或孕节被人或羊、牛等中间宿主误食，虫卵在小肠内孵出六钩蚴，六钩蚴侵入肠壁血管，随血液循环到达肝、肺、脑、腹腔、骨骼等组织，发育为棘球蚴。患病动物死亡或被屠宰后，含有棘球蚴的脏器被犬、狼等动物食入，棘球蚴中的每个原头蚴都可在其小肠内发育为一条成虫。人感染本虫多为与体表沾染细粒棘球绦虫卵的羊、牛或牧羊犬密切接触，或通过污染的食物和饮水而误食虫卵所致。

（莫兴泽）

第三节　线　虫

测 试 题

一、填空题

1. 钩虫幼虫对人体的致病主要表现为_____和_____。
2. 自人体排出的蛔虫卵有_____卵和_____卵，_____卵呈宽椭圆形，内含一个大而圆的受精卵细胞。
3. 造成钩虫患者贫血的主要原因是_____、_____、_____、_____。
4. 土源性蠕虫完成生活史不需要_____宿主，虫卵或幼虫需在外界环境中发育到_____直接感染人体。
5. 线虫体壁与消化道之间的腔隙，无上皮细胞覆盖，称为_____。
6. 在我国大多数地区两种钩虫的感染多属于_____感染，其中北方以_____感染为主，南方以_____感染为主。
7. 可引起肺部病变的常见肠道寄生线虫有_____、_____等。
8. 蠕形住肠线虫成虫前端角皮膨大形成_____，咽管末端膨大呈球形，称_____。
9. 蠕形住肠线虫成虫通常在宿主_____时在_____产卵。
10. 蛲虫病最常用的实验诊断方法为_____和_____，检查时间应在_____。
11. 蠕形住肠线虫感染阶段为_____，主要感染方式为_____。

12. 雌性鞭虫的生殖系统为_____型。
13. 虫卵两端有透明栓的寄生虫为_____。
14. 旋毛形线虫的_____和_____寄生在同一宿主体内,但完成生活史必须_____宿主。
15. 人体感染旋毛虫病主要是由于食入含_____的_____而引起的。
16. 旋毛形线虫的成虫主要寄生在人体的_____,幼虫寄生在人体的_____。
17. 在我国,_____是人旋毛虫病的主要动物传染源。
18. 旋毛形线虫的致病过程分为_____、_____和_____三期。
19. 诊断旋毛虫病最常用的病原学方法是_____。
20. 丝虫成虫寄生于人体_____内,雌虫产_____。
21. 丝虫的感染阶段为_____,寄生于_____。
22. 丝虫病的主要临床表现分为_____和_____两期。
23. 丝虫引起的表浅淋巴管炎特点是_____,俗称_____。
24. 丝虫微丝蚴白天滞留在_____,夜间则出现于_____,这种现象称_____。
25. 丝虫感染引起_____和_____的同时,多伴有畏寒、发热、四肢酸痛等全身症状,称为_____。
26. 广州管圆线虫的终宿主是_____,_____和_____是其中间宿主。
27. 人是广州管圆线虫的_____宿主。
28. 广州管圆线虫幼虫侵犯人的中枢神经系统,引起嗜酸性粒细胞增多性_____和_____。
29. 广州管圆线虫病的诊断依据主要是_____和_____,确诊依据是_____。

二、单项选择题

1. 蛔虫感染首选的病原学检查方法是
   A. 透明胶纸法
   B. 自然沉淀法
   C. 粪便生理盐水直接涂片法
   D. 碘液涂片法
   E. 胆汁引流法

2. 关于似蚓蛔线虫的描述哪一项是错误的
   A. 体表有纤细横纹,两侧有明显的侧线
   B. 口孔周围有3个呈"品"字排列的唇瓣
   C. 雄虫尾端向腹面弯曲,雌虫则直而钝
   D. 生殖器官雌虫为双管型,雄虫为单管型
   E. 雌雄同体

3. 似蚓蛔线虫幼虫蜕四次皮发育为成虫,第三次蜕皮发生在
   A. 土壤
   B. 小静脉
   C. 肺
   D. 小肠
   E. 肝

4. 一儿童突然腹痛,以剑突下偏右侧阵发性绞痛为特点,有钻顶感,患儿坐卧不安,伴有呕吐。体格检查:除剑突右下侧有压痛外,无反跳痛或肌紧张。询问病史,曾有两次类似症状,但较轻,后自行缓解,此儿童可能患
   A. 蛔虫性肠梗阻
   B. 蛔虫性肠穿孔
   C. 胆道蛔虫症

D. 布氏姜片吸虫病
E. 华支睾吸虫病

5. 在线虫幼虫的发育过程中最显著的生物学特征是
   A. 都需要中间宿主
   B. 都经杆状蚴、腊肠蚴、丝状蚴发育阶段
   C. 蜕皮
   D. 幼虫只在小肠中蜕皮
   E. 都经杆状蚴、丝状蚴、微丝蚴发育阶段

6. 钩虫卵在外界发育较其他线虫卵快的原因是
   A. 卵内细胞分裂快
   B. 无卵壳
   C. 无蛋白膜
   D. 卵壳薄
   E. 对外界环境条件要求低

7. 受精蛔虫卵存活时间长的原因主要是由于有
   A. 受精膜
   B. 壳质层
   C. 蛔苷层
   D. 蛋白膜
   E. 脂层

8. 治疗具有严重贫血症的钩虫病患者应
   A. 立即驱虫,再纠正贫血
   B. 先纠正贫血,再驱虫
   C. 驱虫与治疗贫血同时进行
   D. 只需驱虫,不必治疗贫血
   E. 只需治疗贫血,不必驱虫

9. 钩虫的感染阶段是
   A. 杆状蚴
   B. 丝状蚴
   C. 含蚴卵
   D. 受精卵
   E. 微丝蚴

10. 患者突发性右上腹绞痛,并向右肩背及下腹部放射,疼痛间歇性加重,伴恶心、呕吐,应考虑哪种寄生虫病
    A. 钩虫病
    B. 蛔虫病合并胆道蛔虫症
    C. 旋毛虫病
    D. 蠕形住肠线虫病
    E. 猪巨吻棘头虫病

11. 哪种寄生虫可引起缺铁性贫血
    A. 似蚓蛔线虫
    B. 毛首鞭形线虫
    C. 钩虫
    D. 蠕形住肠线虫
    E. 丝虫

12. 一患者在玉米地拔草,突然感觉手指间奇痒并有烧灼感,2天后搔抓部位有水疱出现,病情继续发展,下列哪项与钩虫病无关
    A. 水疱结痂,数日后自愈
    B. 水疱出现同时,感咽部发痒,咳嗽,声嘶,并感畏寒、发热,连续1周
    C. 皮疹出现2个月,感觉上腹疼痛不适,好食易饿
    D. 食欲缺乏、头晕、眼花、耳鸣、四肢无力、心跳、气促
    E. 尿频、尿急

13. 矿井下的特殊环境有利于哪种寄生虫的传播
    A. 丝虫
    B. 旋毛虫
    C. 钩虫
    D. 猪巨吻棘头虫
    E. 似蚓蛔线虫

14. 不属于钩虫卵特点的是
    A. 椭圆形
    B. 卵壳薄
    C. 无色透明
    D. 刚排出时卵内细胞2~4个
    E. 卵壳与细胞间有半月形空隙

15. 蠕形住肠线虫主要寄生在人体的

A. 小肠

B. 回盲部

C. 结肠

D. 直肠

E. 阑尾

16. 毛首鞭形线虫的感染阶段为

    A. 微丝蚴

    B. 幼虫

    C. 杆状蚴

    D. 丝状蚴

    E. 感染期卵

17. 关于蠕形住肠线虫卵的描述，下列哪项是错误的

    A. 无色透明

    B. 两侧不对称，一侧扁平，一侧稍凸

    C. 卵自虫体排出时，卵内含一未分裂的卵细胞

    D. 感染期卵内含一条盘曲的幼虫

    E. 卵壳厚

18. 蛲虫病的主要临床表现为

    A. 贫血

    B. 肠梗阻

    C. 消化功能紊乱

    D. 阴道炎、子宫内膜炎

    E. 肛门及会阴部皮肤瘙痒

19. 下列哪种寄生虫可通过肛门-手-口方式自体感染

    A. 似蚓蛔线虫

    B. 钩虫

    C. 旋毛形线虫

    D. 蠕形住肠线虫

    E. 毛首鞭形线虫

20. 蠕形住肠线虫致病的主要机制为

    A. 成虫和幼虫破坏肠黏膜，引起肠功能紊乱

    B. 成虫寄生导致局部黏膜损害

    C. 雌虫在肛周爬行、产卵，刺激肛门及会阴部皮肤，引起皮肤瘙痒

    D. 虫体代谢产物和崩解产物的作用

    E. 夺取宿主营养

21. 蛲虫病难防治，其主要原因为

    A. 雌虫产卵量大

    B. 经口感染

    C. 虫卵抵抗力强

    D. 容易自体外重复感染

    E. 雌虫寿命长

22. 清晨排便前和洗澡前在肛周粘取虫卵，可诊断

    A. 蛔虫病

    B. 鞭虫病

    C. 蛲虫病

    D. 钩虫病

    E. 旋毛虫病

23. 重症鞭虫病患者的主要症状为

    A. 烦躁不安、失眠、食欲缺乏

    B. 消化功能紊乱、肠梗阻

    C. 腹泻、便血、直肠脱垂、贫血和虚弱等症状

    D. 并发阑尾炎、肠穿孔

    E. 引起肺部感染、咳嗽和咳血

24. 毛首鞭形线虫的主要致病机制为

    A. 夺取营养

    B. 幼虫移行时对组织造成的损害作用

    C. 虫体代谢产物所致超敏反应

    D. 成虫的特殊产卵习性

    E. 成虫利用前端插入肠黏膜及黏膜下层，以组织液和血液为食，导致局部黏膜炎症

25. 鞭虫病的防治原则，除外

    A. 治疗患者和带虫者

    B. 注意环境卫生

    C. 注意个人卫生

    D. 加强粪便管理，保护水源

    E. 不食生的或未煮熟的动物肉

26. 能引起人兽共患病的寄生虫为

    A. 似蚓蛔线虫

    B. 毛首鞭形线虫

C. 班氏吴策线虫
D. 旋毛形线虫
E. 钩虫

27. 关于旋毛形线虫的描述，下列哪项是错误的
   A. 旋毛虫为一种动物源性寄生虫
   B. 在同一宿主体内可完成生活史全过程
   C. 成虫寄生在宿主小肠内
   D. 幼虫寄生在宿主肌肉内形成囊包
   E. 感染阶段为含幼虫的囊包

28. 人体感染旋毛形线虫是由于
   A. 食入感染期虫卵
   B. 幼虫经皮肤钻入
   C. 食入幼虫囊包
   D. 媒介昆虫叮咬
   E. 输血

29. 旋毛虫幼虫寄生期可引起的主要症状为
   A. 腹痛
   B. 腓肠肌酸痛
   C. 低热
   D. 恶病质
   E. 腹泻

30. 下列哪项不是旋毛虫病的防治原则
   A. 治疗患者
   B. 加强肉类检疫及肉类制品卫生检查
   C. 改变养猪方法、提倡圈养
   D. 管理粪便和水源
   E. 灭鼠、搞好环境卫生

31. 丝虫成虫寄生于人体
   A. 脑
   B. 肝
   C. 淋巴系统
   D. 血液
   E. 消化道

32. 班氏吴策线虫的终宿主
   A. 白纹伊蚊
   B. 人是唯一终宿主
   C. 长爪沙鼠
   D. 淡色库蚊
   E. 除寄生在人体还可寄生在长尾猴

33. 丝虫的侵入途径为
   A. 经口
   B. 直接接触
   C. 直接经皮肤
   D. 蚊叮人吸血时丝状蚴从蚊下唇逸出，经吸血伤口或正常皮肤侵入人体
   E. 经白蛉叮咬，病原体注入人体

34. 哪种寄生虫能引起象皮肿
   A. 蛔虫
   B. 蛲虫
   C. 丝虫
   D. 钩虫
   E. 猪巨吻棘头虫

35. 下列哪项不是丝虫病的防治原则
   A. 普查普治
   B. 防蚊
   C. 加强流行病学监测
   D. 加强粪便管理
   E. 灭蚊

36. 慢性阻塞性丝虫病的临床表现，除外
   A. 象皮肿
   B. 乳糜尿
   C. 鞘膜积液
   D. 乳糜腹水
   E. 胸腔积液

37. 急性超敏反应和炎症反应的临床表现，除外
   A. 淋巴管炎、淋巴结炎
   B. 丹毒性皮炎
   C. 精索炎、附睾炎
   D. 丝虫热
   E. 象皮肿

38. 班氏丝虫微丝蚴和马来丝虫微丝蚴形态鉴别要点，除外

A. 头间隙的大小
B. 体核的大小及排列
C. 尾核的有无
D. 体态
E. 鞘膜的有无

39. 哪种寄生虫的生活史不需中间宿主
A. 广州管圆线虫
B. 钩虫
C. 丝虫
D. 旋毛虫
E. 猪巨吻棘头虫

40. 传播班氏丝虫病的主要媒介为
A. 淡色库蚊、致倦库蚊
B. 中华按蚊、嗜人按蚊
C. 微小按蚊、淡色库蚊
D. 大劣按蚊、致倦库蚊
E. 中华按蚊

41. 诊断丝虫病适宜的采血时间是
A. 晚9时至次晨2时
B. 白天
C. 清晨
D. 下午
E. 任何时间均可

42. 丝虫病的病原学诊断方法，除外
A. 厚血膜涂片法
B. 新鲜血滴法
C. 微丝蚴浓集法

D. 白天乙胺嗪诱出法
E. 体外培养法

43. 不寄生于消化道的寄生虫是
A. 蛔虫
B. 蛲虫
C. 丝虫
D. 旋毛虫
E. 鞭虫

44. 关于丝虫和疟原虫，以下说法正确的是
A. 均由蚊虫叮咬传播
B. 均由白蛉叮咬传播
C. 均是卵胎生
D. 中间宿主均是蚊子
E. 均可引起贫血

45. 丝虫的终宿主是
A. 蚊
B. 人
C. 猫
D. 猪
E. 鼠

46. 广州管圆线虫的感染阶段是
A. 虫卵
B. 第一期幼虫
C. 第二期幼虫
D. 第三期幼虫
E. 第四期幼虫

三、名词解释

1. 夜现周期性

2. 丹毒样皮炎

四、问答题

1. 简述钩虫的病原学诊断方法，评述其优缺点。
2. 试分析蛔虫病在人群中流行广泛的原因。
3. 简述蛔虫与钩虫生活史的异同点。
4. 简述寄生于人体常见的两种钩虫成虫形态的主要鉴别要点。
5. 简述钩虫贫血的原因。
6. 简述旋毛虫对人体的致病过程。
7. 简述丝虫病慢性阻塞性病变机制。
8. 简述广州管圆线虫的生活史。

参考答案

一、填空题

1. 钩蚴性皮炎　呼吸道症状
2. 受精　未受精　受精
3. 虫体吸血　虫体分泌抗凝素抑制血凝　钩虫不断更换咬附部位　虫体活动时组织、血管损伤引起出血
4. 中间　感染阶段
5. 原体腔
6. 混合　十二指肠钩虫　美洲钩虫
7. 蛔虫　钩虫
8. 头翼　咽管球
9. 睡眠　肛门周围
10. 透明胶纸法　肛门拭子法　清晨便前和洗澡前
11. 感染期虫卵　肛门-手-口感染
12. 单管
13. 鞭虫
14. 成虫　幼虫　转换
15. 囊包　肉类
16. 十二指肠和空肠上段　横纹肌
17. 猪
18. 侵入期　移行期　囊包形成期
19. 肌肉活检
20. 淋巴系统　微丝蚴
21. 丝状蚴　蚊体内
22. 急性过敏及炎症反应期　慢性阻塞性病变
23. 逆行性淋巴管炎　流火
24. 肺部毛细血管中　外周血液中　夜现周期性
25. 淋巴管炎　淋巴结炎　丝虫热
26. 鼠　螺　蛞蝓等软体动物
27. 非正常宿主
28. 脑膜脑炎　脑膜炎
29. 临床症状　流行病学资料　从患者脑脊液中找到虫体

二、单项选择题

1. C	2. E	3. C	4. C	5. C	6. A	7. C	8. B
9. B	10. B	11. C	12. E	13. C	14. E	15. B	16. E
17. C	18. E	19. D	20. C	21. D	22. C	23. C	24. E
25. E	26. D	27. B	28. C	29. B	30. D	31. C	32. B

33. D	34. C	35. D	36. E	37. E	38. E	39. B	40. A
41. A	42. E	43. C	44. A	45. B	46. D		

三、名词解释

1. 微丝蚴白天滞留在肺毛细血管内，夜间出现在外周血液中，这种微丝蚴在外周血中夜多昼少的现象，称为夜现周期性。

2. 丝虫病患者炎症波及皮肤浅表淋巴管时，患者局部皮肤出现弥漫性红肿，有压痛和灼热感，称丹毒样皮炎。多由马来丝虫引起。

四、问答题

1. 钩虫的病原学诊断方法主要有：①生理盐水直接涂片法：优点：简便易行；缺点：轻度感染易漏检。②饱和盐水浮聚法：优点：操作简单，检出率较高。③钩蚴培养法：优点：可进行虫种鉴别；缺点：需时较长。④改良加藤法：优点：简单易行，能定量检测感染度。

2. 蛔虫病在人群中流行广泛的原因：①蛔虫产卵量大。②蛔虫生活史简单，不需要中间宿主，在外界直接发育为感染期虫卵。③虫卵对外界环境抵抗力较强。④使用未经无害化处理的粪便施肥，造成土壤和农作物的广泛污染；蝇、蟑螂的机械携带均可使蛔虫卵广泛传播。⑤不良的卫生习惯：不注意个人卫生、饮水卫生和饮食卫生，增加受染机会。

3. 蛔虫与钩虫生活史的相同点为：①人为终宿主。②寄生部位为小肠。③生活史为直接型。④幼虫都有血、肺移行。不同点为：①感染方式不同：蛔虫经口感染，钩虫经皮肤感染。②感染阶段不同：蛔虫的感染阶段为含蚴卵，钩虫的感染阶段是丝状蚴。③蜕皮部位不同：蛔虫蜕皮一次在土壤里，两次在肺泡，一次在小肠；钩虫蜕皮两次在土壤，两次在小肠。

4. 寄生于人体常见的两种钩虫成虫的主要鉴别要点如下表：

鉴别要点	十二指肠钩口线虫	美洲板口线虫
大小（mm）♀	（10~13）×0.6	（9~11）×0.4
大小（mm）♂	（8~11）×（0.4~0.5）	（7~9）×0.3
体形	头端与尾端均向背面弯曲，虫体呈"C"形	头端向背面弯曲，尾端向腹面弯曲，虫体呈"S"形
口囊	腹侧前缘有2对钩齿	腹侧前缘有1对板齿
背辐肋	远端分2支，每支再分3小支	基部分2支，每支再分2小支
交合刺	两刺呈长鬃状，末端分开	一刺末端呈钩状，与另一刺末端合并包于膜内
尾刺	有	无

5. 钩虫成虫寄生于人体小肠，其主要危害是引起宿主慢性失血而导致贫血。贫血的原因包括：①虫体吸血且血液迅速经消化道排出造成宿主失血。②钩虫吸血同时虫体不断分泌抗凝素，抑制血凝，使咬附部位伤口不断渗血，其渗出量与虫体吸血量大致相当。③钩虫不断更换咬附部位，而原伤口继续渗血。④虫体活动时造成组织、血管损伤引起出血。

6. 旋毛虫的致病过程分三期：

（1）侵入期：幼虫在小肠内脱囊并发育为成虫的时期，主要病变在肠黏膜，由于幼虫及成虫对肠壁组织的侵犯，肠黏膜出现广泛性炎症，甚至形成浅表溃疡。患者主要出现消化道症状。时间持续1周左右。

（2）幼虫移行、寄生期：指新生幼虫随淋巴、血液循环移行至全身各组织、器官及侵入横纹肌内发育，导致血管炎和肌炎的过程。主要病变发生在肌肉。时间为2～3周。此期危害最严重。

1）在血管内移行引起全身性血管炎，患者出现发热、水肿（以眼、面部水肿最为常见）、血中嗜酸性粒细胞增多等。

2）幼虫侵入横纹肌后，引起肌纤维变性、肿胀、排列紊乱、横纹消失，肌细胞坏死和崩解，肌间质水肿及炎症细胞浸润。患者全身肌肉酸痛、压痛，尤以腓肠肌、肱二头肌、肱三头肌疼痛明显。

3）移行至肺，产生广泛性或局灶性肺出血、肺水肿。

4）幼虫侵犯心肌，患者可出现心肌炎、心力衰竭。

5）累及中枢神经系统，可引起非化脓性脑膜炎和颅内高压。

（3）囊包形成期：移行至横纹肌内的幼虫形成囊包，受损的宿主肌组织逐渐修复。急性炎症消退，患者的全身症状减轻，但肌痛仍可持续数月。重症患者可呈恶病质，或因毒血症、心肌炎而死亡。

7. 急性病变不断发展，淋巴管炎、淋巴结炎反复发作，病变部位局部出现增生性肉芽肿，加之虫体阻塞，造成淋巴管部分或全部阻塞。由于阻塞部位不同，患者临床表现不同。①象皮肿：由于表浅的淋巴管破裂，含蛋白质较高的淋巴液聚集于皮下组织，刺激纤维组织增生，使局部皮肤变粗变硬而形成。②鞘膜积液：精索、睾丸淋巴管阻塞时，淋巴液可渗入鞘膜腔内，引起鞘膜积液，阴囊肿大。③乳糜尿：由于主动脉前淋巴结或肠干淋巴结发生阻塞，腰干淋巴压力增高，使小肠吸收的乳糜液回流受阻，而经侧支流入肾淋巴管，经肾乳头黏膜破损处流入肾盂，混于尿中排出。

8. 广州管圆线虫成虫寄生在鼠类的肺动脉内，雌虫在血管中产卵。虫卵在肺毛细血管中成熟并孵化出第一期幼虫，第一期幼虫进入肺泡，沿气管向上移行，至咽，被吞入肠道，随宿主粪便排出体外，被中间宿主螺、蛞蝓等软体动物食入，或幼虫主动侵入其体内。幼虫在宿主组织内先后发育为第二期及第三期幼虫（感染期幼虫）。鼠类吞食感染期幼虫的软体动物、其他食物，或饮用受污染的水，幼虫进入终宿主体内继续发育成熟。蛙、蟾蜍、咸水鱼、淡水鱼、淡水虾、蟹等是广州管圆线虫的转续宿主。人因食入生或半生的螺、转续宿主、受污染的瓜果或饮用受染的生水而感染，感染期幼虫进入人体后在体内移行，通常停留在中枢神经系统，而不在肺血管内进一步发育为成虫。

（杜娈英）

第四节　棘　头　虫

测　试　题

一、填空题

1. 猪巨吻棘头虫成虫寄生于人体_____，以_____附着于肠黏膜。

2. 猪巨吻棘头虫的终宿主主要是_____，其中间宿主是_____。

二、单项选择题

1. 人不是哪种寄生虫的适宜宿主
   A. 旋毛虫
   B. 丝虫
   C. 猪巨吻棘头虫
   D. 毛首鞭形线虫
   E. 血吸虫

2. 猪巨吻棘头虫的主要终宿主是
   A. 猪
   B. 犬
   C. 猫
   D. 人
   E. 昆虫

3. 下列哪项不是诊断猪巨吻棘头虫的依据
   A. 粪检虫卵
   B. 询问病史
   C. 临床表现
   D. 免疫诊断
   E. 诊断性驱虫

4. 下列哪个阶段不是猪巨吻棘头虫的发育阶段
   A. 虫卵
   B. 棘球蚴
   C. 棘头蚴
   D. 感染性棘头体
   E. 成虫

参考答案

一、填空题

1. 小肠　吻突的倒钩
2. 猪　甲虫

二、单项选择题

1. C　　2. A　　3. A　　4. B

(杜娈英)

第四章 医学节肢动物

第一节 医学节肢动物概述

测 试 题

一、填空题

1. 节肢动物的主要形态特征是_____、_____、_____、_____。
2. 医学节肢动物主要包括_____、_____、_____、_____和_____五个纲。
3. 医学节肢动物对人的危害分为_____和_____。
4. 医学节肢动物对人类最重要的危害是_____。
5. 医学节肢动物对人的直接危害包括_____、_____、_____和_____。
6. 医学节肢动物传播疾病的方式有_____和_____。
7. 病原体在病媒节肢动物体内发育、繁殖的类型有_____、_____、_____和_____。
8. 判定病媒节肢动物的依据是_____、_____、_____和_____。
9. 常用的化学杀虫剂有_____、_____、_____、_____和_____。
10. 医学节肢动物的防制原则有_____、_____、_____、_____和_____。

二、单项选择题

1. 与医学关系密切的节肢动物属于
   A. 昆虫纲与甲壳纲
   B. 甲壳纲与蛛形纲
   C. 蛛形纲与昆虫纲
   D. 唇足纲与昆虫纲
   E. 唇足纲与倍足纲
2. 昆虫纲的主要形态特征是
   A. 虫体长管形,由头及若干形状相似的体节组成。头部有触角1对,体节除前3节外,每节有足2对
   B. 虫体分头、胸、腹三部,触角1对,足3对,有翅或无翅
   C. 虫体分头胸部及腹部或头胸腹融合为一体,足4对,无触角,无翅
   D. 虫体分头胸部和腹部,触角2对,步足5对,多数种类营水生生活
   E. 虫体窄长,背腹扁平,由头及若干形状相似的体节组成。头部有触角1对,体节除后2节外,每节有足1对。第1对足变形为毒爪
3. 蜱螨属于医学节肢动物的
   A. 昆虫纲

B. 唇足纲
C. 甲壳纲
D. 蛛形纲
E. 倍足纲

4. 溪蟹、蝲蛄属于节肢动物门的
   A. 昆虫纲
   B. 唇足纲
   C. 甲壳纲
   D. 蛛形纲
   E. 倍足纲

5. 下列哪种医学节肢动物不属于昆虫纲
   A. 蚤
   B. 虱
   C. 蝇
   D. 恙螨
   E. 白蛉

6. 医学节肢动物对人的危害包括
   A. 吸血骚扰和毒害作用
   B. 毒害作用和致敏作用
   C. 致敏作用和寄生
   D. 寄生和传播疾病
   E. 直接危害和间接危害

7. 蚤传播鼠疫耶尔森菌的方式属
   A. 机械性传播
   B. 发育式
   C. 繁殖式
   D. 发育繁殖式
   E. 经卵传递式

8. 蚊传播疟疾属
   A. 机械性传播
   B. 发育式
   C. 繁殖式
   D. 发育繁殖式
   E. 经卵传递式

9. 丝虫幼虫在蚊体内的发育属
   A. 机械性传播
   B. 发育式
   C. 繁殖式
   D. 发育繁殖式
   E. 经卵传递式

10. 蝇传播肠道传染病属
    A. 机械性传播
    B. 发育式
    C. 繁殖式
    D. 发育繁殖式
    E. 经卵传递式

11. 可经卵传递病原体的医学节肢动物是
    A. 蚊
    B. 蝇
    C. 虱
    D. 恙螨
    E. 白蛉

12. 在非生物因素中，对节肢动物的影响最显著的是
    A. 温度
    B. 湿度
    C. 雨量
    D. 光照
    E. 土壤

13. 下列哪项不是判定某种节肢动物是某地区的病媒节肢动物的证据
    A. 生物学证据
    B. 流行病学证据
    C. 自然感染的证据
    D. 实验感染的证据
    E. 免疫学的证据

14. 防制医学节肢动物应采取
    A. 环境防制
    B. 物理和化学防制
    C. 生物和遗传防制
    D. 法规防制
    E. 综合防制

15. 在医学节肢动物综合防制措施中，治本的措施是
    A. 环境防制
    B. 化学防制
    C. 物理防制
    D. 生物防制

E. 遗传和法规防制
16. 以机械性传播病原体为主要方式的昆虫是
   A. 蚤螨
   B. 臭虫
   C. 蚤类
   D. 白蛉
   E. 蝇
17. 常用的有机磷类杀虫剂，除外
   A. 滴滴涕
   B. 杀螟松
   C. 马拉硫磷
   D. 肟硫磷
   E. 敌敌畏
18. 病媒节肢动物必须具备的生物学条件，除外
   A. 与人关系密切
   B. 在流行区内有较大数量并成为当地的优势种
   C. 在实验室内用人工方法能自然感染并且能感染易感动物
   D. 该节肢动物的寿命较短
   E. 该种节肢动物的季节消长与虫媒病的流行季节一致
19. 节肢动物传病是经卵传递式，除外
   A. 恙螨幼虫体内的恙虫病东方体
   B. 白蛉体内的利什曼原虫
   C. 硬蜱内克里米亚出血热病毒
   D. 硬蜱体内的森林脑炎病毒
   E. 伊蚊体内的乙型脑炎病毒
20. 医学节肢动物的直接危害，除外
   A. 寄生
   B. 刺蜇与毒害
   C. 骚扰和吸血
   D. 超敏反应
   E. 传播疾病
21. 节肢动物生物性传播的疾病，除外
   A. 鼠疫
   B. 蛔虫病
   C. 丝虫病
   D. 疟疾
   E. 恙虫病

三、名词解释

1. 医学节肢动物
2. 机械性传播
3. 生物性传播
4. 节肢动物的生态
5. 虫媒病

四、问答题

1. 简述节肢动物的主要特征。
2. 简述医学节肢动物对人体的危害。
3. 阐述病原体在病媒节肢动物体内的发育、繁殖类型。
4. 阐述病媒节肢动物的判定依据。
5. 简述医学节肢动物的防制原则。

参考答案

一、填空题

1. 虫体外骨骼由甲壳质及醌单宁蛋白组成　虫体两侧对称　具有成对的附肢　身体及附肢均分节
2. 昆虫纲　蛛形纲　甲壳纲　唇足纲　倍足纲

3. 直接危害　间接危害
4. 传播疾病
5. 吸血骚扰　毒害作用　致敏作用　寄生
6. 机械性传播　生物性传播
7. 发育式　繁殖式　发育繁殖式　经卵传递式
8. 生物学证据　流行病学证据　自然感染的证据　实验感染的证据
9. 有机氯杀虫剂　有机磷杀虫剂　氨基甲酸酯类杀虫剂　拟除虫菊酯杀虫剂　昆虫生长调节剂　驱避剂
10. 环境防制　物理防制　化学防制　生物防制　遗传防制　法规防制

二、单项选择题

1. C	2. B	3. D	4. C	5. D	6. E	7. C	8. D
9. B	10. A	11. D	12. A	13. E	14. E	15. A	16. A
17. A	18. D	19. B	20. E	21. B			

三、名词解释

1. 危害人类健康的节肢动物称为医学节肢动物。例如，蚊在夜间叮刺吸血，还传播疟疾等疾病。

2. 病原体在医学节肢动物体表或体内，其形态和数量均无变化，但可保持活力，节肢动物对病原体的传播只起携带传递作用，如蝇传播痢疾、伤寒等。

3. 病原体必须在节肢动物体内进行发育和（或）繁殖，才具感染性，通过某种途径传播给人。例如，蚊传播丝虫病和疟疾。

4. 节肢动物的生态是指节肢动物与周围环境的相互关系。个体生态学主要研究周围环境中的生物和非生物因素与节肢动物的孳生、活动、取食、栖息、季节消长、越冬、寿命等的相互关系和周围环境对节肢动物的影响。

5. 传播疾病的节肢动物称传播媒介或病媒节肢动物，由病媒节肢动物传播的疾病称虫媒病。例如，内脏利什曼病由白蛉传播，为虫媒病。

四、问答题

1. （1）虫体左右对称，躯体和附肢（如足、触角、触须等）既是分节，又是对称结构；（2）由几丁质及醌单宁蛋白组成的表皮，亦称外骨骼；（3）循环系统开放式，整个循环系统的主体称为血腔，内含血淋巴；（4）发育过程中大多有蜕皮和变态现象。

2. 医学节肢动物对人体的危害分直接危害和间接危害。直接危害包括医学节肢动物的骚扰、刺蜇与吸血、毒害作用、致敏作用和寄生等。间接危害是传播虫媒病。

3. 病原体在病媒节肢动物体内的发育、繁殖类型有4种：

（1）发育式：病原体在节肢动物体内只有形态变化，无繁殖，数量不增加。例如，丝虫幼虫在蚊体内的发育。

（2）繁殖式：病原体在节肢动物体内无形态变化，只有繁殖，数量增加。例如，鼠疫耶尔森菌在蚤体内的增殖。

（3）发育繁殖式：病原体在节肢动物体内既有形态变化，又有繁殖，数量增加。例如，疟原虫在蚊体内的发育。

（4）经卵传递式：病原体在节肢动物体内增殖后侵入卵巢进入卵内，经卵孵化传递给下一代。如全沟硬蜱传播的森林脑炎。

4．病媒节肢动物的判定依据有：

（1）生物学证据：节肢动物是当地的优势种或常见种（数量较多），与人关系密切。

（2）流行病学证据：该节肢动物的地理分布和季节消长与虫媒病的流行地区和流行季节相一致。

（3）自然感染的证据：在虫媒病的流行季节和地区，从采获的可疑节肢动物体内分离出病原体或查到病原体的感染期。

（4）实验感染的证据：用实验方法对节肢动物进行人工感染，病原体能在节肢动物体内发育或增殖至感染期，并能感染易感的实验动物。

5．对医学节肢动物应采取综合防制的原则。以节肢动物的生态特点为依据，选择适当的防制方法，结合当地实际情况，采取正确的防制方针，力求高效、经济、简便和安全。把医学节肢动物的种群数量控制在不足以传播疾病的水平。综合防制包括环境防制、物理防制、化学防制、生物防制、遗传防制和法规防制。

（刘俊琴）

第二节 昆 虫 纲

测 试 题

一、填空题

1．昆虫头部为_____和_____的中心。

2．口器为昆虫的_____器官，医学昆虫的口器有_____、_____和_____三种类型。

3．昆虫纲成虫胸部是其_____中心，有足_____对。

4．昆虫的个体发育可分为_____和_____两个阶段。

5．医学昆虫全变态的生活史分卵、_____、_____和_____四个时期。

6．医学昆虫不全变态的生活史分卵、_____和_____三个时期。

7．与传播疾病有关的蚊主要属于_____、_____和_____三属。

8．蚊是双翅目昆虫，后翅退化成_____。

9．蚊的口器是_____式。

10．蚊的生活史属于_____变态。

11．库蚊和伊蚊幼虫生活在水中，利用_____进行呼吸，幼虫静止时与水面_____。

12．按蚊幼虫生活在水中，利用_____进行呼吸，幼虫静止时与水面_____。

13．疟疾的传播媒介是_____。

14. 按蚊成虫静止时虫体与停留面_____，伊蚊和库蚊成虫静止时虫体与停留面_____。

15. 蝇类对人体的危害包括_____、_____和_____。

16. 雄性蝇两复眼的距离_____、雌性蝇两复眼间距离_____。

17. 蝇类成虫活动有_____，该特性可用于_____。

18. 蝇类按食性分为_____、_____和_____。

19. 蝇类成虫的口器有_____和_____。

20. 我国常见的蝇种是_____、_____、_____、_____和_____。

21. 蝇类孳生地的类型有_____、_____、_____、_____和_____。

22. 在我国，白蛉是_____病的传播媒介，主要种类是_____。

23. 白蛉活动能力_____，飞行呈_____。

24. 白蛉的生活史发育为_____，雌蛉将卵产于_____，一般一年繁殖_____代。

25. 蚤是恒温动物的_____寄生虫。其生活史属于_____型。

26. 蚤成虫体表被有向后的_____、_____、_____等结构，使之有利于在宿主毛发间行动。

27. 蚤成虫胸部分_____节，足分_____、_____、_____ 3 对，适于跳跃。

28. 雄蚤与雌蚤腹部中具有分类依据的部分分别是_____和_____。

29. 蚤的生活史中营自生生活的阶段是_____、_____，营寄生生活的阶段是_____。

30. 蚤对宿主的选择可分为_____、_____和_____型。

31. 蚤成虫吸血习性特点为_____和_____。

32. 寄生于人体的虱有两种，即_____与_____。

33. 虱的口器为_____，常_____头内，吸血时才_____。

34. 虱足的末端是弯曲的_____，当其与_____合拢时可紧握人的毛发或衣服纤维。

35. 耻阴虱成虫体宽短似_____，3 对足中，较粗大的是_____和_____。

36. 虱的生活史发育为_____，可分_____、_____和_____阶段。

37. 耻阴虱的传播主要通过_____，近年已将耻阴虱的感染列为_____疾病。

38. 蜚蠊俗称_____，它可携带多种病原体，传播疾病，我国常见的种类是_____和_____。

39. 蜚蠊触角_____状，口器为_____。

40. 蜚蠊具有翅 2 对，前翅为_____，后翅为_____。雌虫腹部末节分叶状的_____可夹持卵荚。

41. 蜚蠊为_____昆虫，喜食_____食物，亦食腐败食物，并常需_____。

42. 蜚蠊传播疾病主要通过_____或_____携带病原体，主要传播疾病的方式是_____。

43. 蜚蠊的_____、_____与_____均可越冬，当温度低于_____时越冬。

二、单项选择题

1. 昆虫纲的形态特征是
   A. 成虫 3 对足，虫体由颚体和躯体两部分组成
   B. 成虫 4 对足，虫体由颚体和躯体两部分组成
   C. 成虫 3 对足，虫体分为头、胸、腹三部分
   D. 成虫 4 对足，虫体分为头、胸、腹三部分
   E. 成虫 3 对足，虫体分头胸部和腹部两部分

2. 医学昆虫全变态的特点是
   A. 生活史分卵、幼虫、蛹、成虫 4 个时期，幼虫与成虫在形态、生活习性等方面相似
   B. 生活史分卵、幼虫、蛹、成虫 4 个时期，各期在形态、生活习性等方面差别显著
   C. 生活史分卵、若虫、蛹、成虫 4 个时期，各期在形态、生活习性等方面相似
   D. 生活史分卵、若虫、成虫 3 个时期，若虫与成虫形态、生活习性相似
   E. 生活史分卵、若虫、成虫 3 个时期，若虫与成虫在形态、生活习性等方面差别显著

3. 下列昆虫中生活史属不全变态的是
   A. 蚊
   B. 蝇
   C. 虱
   D. 蚤
   E. 白蛉

4. 下列关于中华按蚊成蚊的叙述，正确的是
   A. 体褐色，腹背各节基部有灰色横带，带后缘凸出呈弧形
   B. 体黑色，中胸背板正中有一条明显的白色纵纹
   C. 触须上有 3 个白环，翅前缘有 4 个白斑
   D. 触须上有 4 个白环，翅前缘有 2 个白斑
   E. 触须上有 4 个白环，翅前缘有 6 个白斑

5. 可传播疟疾的蚊种是
   A. 中华按蚊和微小按蚊
   B. 淡色库蚊和微小按蚊
   C. 中华按蚊和白纹伊蚊
   D. 致倦库蚊和埃及伊蚊
   E. 致倦库蚊和三带喙库蚊

6. 下列医学节肢动物中，可传播丝虫病的是
   A. 白纹伊蚊
   B. 中华按蚊
   C. 采采蝇
   D. 蚤
   E. 白蛉

7. 下列关于库蚊的叙述，正确的是
   A. 成虫产卵于水中，蚊卵无浮囊，产出后聚集成块，浮在水面上
   B. 成蚊产出的虫卵有浮囊，单个浮于水面
   C. 幼虫利用呼吸孔呼吸水面上的空气，静止时身体与水面平行
   D. 雌蚊触须与喙等长
   E. 成蚊停落时，身体与停留面成一角度

8. 传播流行性乙型脑炎的主要蚊种是
   A. 中华按蚊
   B. 微小按蚊
   C. 大劣按蚊
   D. 三带喙库蚊
   E. 埃及伊蚊

9. 可传播登革热的医学节肢动物是
   A. 硬蜱

B. 白纹伊蚊

C. 白蛉

D. 疥螨

E. 丽蝇

10. 下列蚊的习性，不正确的是
    A. 仅雌蚊叮人吸血，雄蚊以植物汁液为食
    B. 雌蚊吸血后需寻找适宜场所待胃血消化、卵巢成熟
    C. 所有蚊种都只在夜晚才叮人吸血
    D. 当环境温度低于10℃时，蚊会停止活动进入越冬期
    E. 高温、高湿、多雨的气候条件有利于蚊虫孳生

11. 防制蝇类的根本措施是
    A. 生物防制
    B. 环境防制，搞好环境卫生，消除孳生地
    C. 发动群众拍打成蝇
    D. 堆肥灭幼虫和蛹
    E. 药物杀灭成虫、幼虫

12. 与传病无关的蝇的形态与习性是
    A. 在各种有机物环境中孳生
    B. 爪垫分泌黏液
    C. 具有昼伏夜出的习性
    D. 全身多毛
    E. 边吃、边呕吐、边排泄

13. 蝇类对人体最重要的危害是
    A. 污染食物
    B. 骚扰
    C. 生物性传播疾病
    D. 叮刺吸血
    E. 机械性传播疾病

14. 对蝇类生态习性描述错误的是
    A. 蝇类孳生物分为人粪类、畜禽粪类、腐败动物质类、腐败植物质类和垃圾类
    B. 成蝇的食性分为不食蝇类、吸血蝇类和非吸血蝇类

C. 蝇类的活动、栖息场所因种而异

D. 季节分布分为春秋型、夏秋型、夏型和秋型

E. 以夏型和春秋型蝇类与夏秋季肠道传染病的关系最为密切

15. 蝇类生物性传播的疾病是
    A. 蝇蛆病
    B. 锥虫病
    C. 利什曼病
    D. 阿米巴病
    E. 贾第虫病

16. 白蛉孳生于
    A. 隐蔽、潮湿、松散、富含有机物的浅层泥土中
    B. 污水
    C. 畜禽粪便中
    D. 稻田
    E. 山涧溪流

17. 下列关于白蛉的描述不正确的是
    A. 体长1.5～4.0mm，全身密布细毛
    B. 仅雌性白蛉吸血，兼吸人和动物血
    C. 胸部的背面隆起，停息时两翅向后上方竖立
    D. 传病的白蛉腹部背面2～6节有竖立毛
    E. 雌虫产卵于水中

18. 白蛉越冬的方式是
    A. 卵在水中越冬
    B. 幼虫在水中越冬
    C. 卵在地表浅土中越冬
    D. 4龄幼虫在地表下10cm处的土中越冬
    E. 成虫在人房或畜舍内越冬

19. 白蛉腹部具有分类依据的部分是
    A. 雌蛉尾部
    B. 雄蛉与雌蛉尾部
    C. 雄蛉外生殖器与雌蛉受精囊
    D. 雌蛉尾部与受精囊

E. 雄蛉腹部
20. 蚤成虫的形态特点是
A. 背腹扁平、体表有毛
B. 口器为刺吸式、翅有1对
C. 两侧扁平、全身有毛、鬃、刺
D. 口器为咀嚼式、触角1对
E. 口器为刺吸式、无触角
21. 蚤的吸血习性是
A. 仅雌蚤吸血
B. 仅雄蚤吸血
C. 雌、雄蚤均吸血
D. 幼虫与成虫均吸血
E. 仅幼虫吸血
22. 鼠疫耶尔森菌能在蚤体内大量繁殖的部位是
A. 蚤胃上皮细胞内
B. 蚤肠道内
C. 蚤体腔内
D. 蚤唾液腺内
E. 蚤前胃几丁质刺之间
23. 蚤可传播鼠型斑疹伤寒的机制是莫氏立克次体可以
A. 在蚤胃上皮细胞内繁殖、粪便污染伤口
B. 在蚤唾液腺中繁殖、吸血时注入
C. 在蚤体腔内繁殖、挤碎后污染伤口
D. 在蚤体表繁殖、机械传播
E. 在蚤体表机械性携带
24. 蚤可作为下列哪种寄生虫的中间宿主
A. 猪带绦虫与细粒棘球绦虫
B. 牛带绦虫与曼氏迭宫绦虫
C. 肝吸虫与肠吸虫
D. 犬复殖孔绦虫与微小膜壳绦虫
E. 弓形虫与杜氏利什曼原虫
25. 以下哪项属于体虱成虫特征
A. 两侧扁平、口器为刺吸式
B. 背腹扁平、雌虱腹末端为W形
C. 头部菱形、口器为咀嚼式

D. 有触角1对、口器为舐吸式
E. 雄虱尾端呈W形，雌虱尾端呈钝圆形
26. 虱的吸血习性为
A. 仅成虫嗜吸人血
B. 成虫嗜吸人血兼吸畜血
C. 成虫、若虫嗜吸畜血
D. 成虫、若虫嗜吸人血
E. 成虫、若虫嗜吸畜血，兼吸人血
27. 虱的生态习性中，不正确的是
A. 成虫、若虫均吸血
B. 成虫不耐饥，需每日吸血
C. 对宿主体温、湿度敏感
D. 边吸血、边排粪便
E. 幼虫营自生生活
28. 流行性斑疹伤寒病原体普氏立克次体，可在
A. 虱肠上皮细胞内繁殖
B. 虱唾腺内繁殖
C. 虱体表面繁殖
D. 虱体腔内繁殖
E. 经卵传递
29. 虱传回归热病原体回归热疏螺旋体，可在
A. 虱消化道内繁殖
B. 虱血腔内繁殖
C. 虱唾腺内繁殖
D. 虱体内经卵传递
E. 虱肠上皮细胞内繁殖
30. 虱传播战壕热是由于病原体五日热巴尔通体在
A. 虱血淋巴中大量出现
B. 虱体表面大量繁殖
C. 虱体内经卵传递
D. 虱肠上皮细胞表面繁殖
E. 虱肠上皮细胞内繁殖
31. 虱的有效防制措施是
A. 注意饮食卫生
B. 搞好环境卫生，清理垃圾
C. 消灭鼠类

D. 注意个人卫生，勤洗衣被等
E. 室内喷洒杀虫剂

32. 蜚蠊成虫形态特征，不正确的是
    A. 头部较小，隐伏于前胸腹面
    B. 口器为咀嚼式，触角细长、分节
    C. 胸部有翅2对，足粗大多毛
    D. 雄虫尾端有腹刺1对
    E. 胸部有翅1对，口器为舐吸式

33. 蜚蠊生活习性中下列哪项是正确的
    A. 飞翔能力强，活动范围大
    B. 白天在靠近食物处活动，夜间隐匿
    C. 夜间在靠近食物处活动，白天隐匿
    D. 耐饥能力弱，需每日取食
    E. 仅卵越冬

34. 蜚蠊可机械性传播的寄生虫有
    A. 疟原虫、刚地弓形虫
    B. 毛首鞭形线虫、似蚓蛔线虫
    C. 日本裂体吸虫、华支睾吸虫
    D. 链状带绦虫、肥胖带绦虫
    E. 丝虫、旋毛形线虫

35. 蜚蠊的防制措施中无效的是
    A. 保持环境整洁
    B. 及时清理垃圾
    C. 堵塞缝洞，清除栖息场所
    D. 喷洒药物杀虫
    E. 杀灭鼠类

36. 哪些医学节肢动物不属于昆虫纲
    A. 蚊、蝇
    B. 虱、蚤
    C. 白蛉、蜚蠊
    D. 硬蜱、疥螨
    E. 蚤、蜚蠊

37. 下列哪种医学昆虫的口器为舐吸式
    A. 蚊
    B. 白蛉
    C. 蝇
    D. 蚤
    E. 虱

38. 人是唯一宿主的医学昆虫是
    A. 人虱
    B. 白蛉
    C. 蚤
    D. 中华按蚊
    E. 微小按蚊

39. 在医学节肢动物昆虫纲中，传播疾病方式为发育繁殖式的是
    A. 蚊传播丝虫病
    B. 白蛉传播黑热病
    C. 虱传播回归热
    D. 蚤传播鼠疫
    E. 蜚蠊传播阿米巴痢疾

40. 在医学节肢动物昆虫纲中，传播疾病方式为繁殖式的是
    A. 蝇传播贾第虫病
    B. 蚊传播疟疾
    C. 虱传播战壕热
    D. 蚊传播丝虫病
    E. 蜚蠊传播蛔虫病

41. 若虫阶段可传播疾病的医学昆虫是
    A. 蚊
    B. 蚤
    C. 蝇
    D. 虱
    E. 白蛉

42. 对宿主体温敏感的医学昆虫是
    A. 蚊与蝇
    B. 蚤与虱
    C. 蝇与蜚蠊
    D. 虱与蜚蠊
    E. 白蛉与虱

43. 作为中间宿主可传播寄生虫病的医学昆虫是
    A. 白蛉与蝇
    B. 蚤与虱
    C. 蝇与蜚蠊
    D. 虱与蝇
    E. 蚊与虱

三、名词解释

1. 变态
2. 全变态
3. 不全变态
4. 蚊的越冬
5. 蝇蛆病

四、问答题

1. 医学昆虫的口器有哪几种类型？请举例说明。
2. 简述蚊的生活史。
3. 简述蚊的生态习性。
4. 蚊可传播哪些寄生虫病？简述其机制。
5. 简述蚊的防制措施。
6. 致蝇蛆病的蝇幼虫按寄生特性分为哪些类型？
7. 在蝇的形态结构与生活习性中，哪些与传播疾病有关？
8. 简述白蛉传播黑热病的机制。
9. 结合白蛉的生活史和生态习性阐明防制白蛉的工作重点。
10. 蚤可传播哪些疾病？简述其传病机制。
11. 虱可传播哪些疾病？简述其传病机制。
12. 虱的哪些结构使之易附着于人体？采取哪些措施可有效预防虱感染？
13. 蜚蠊主要能传播哪些疾病？哪些生态习性与传播疾病有关？
14. 采取哪些措施可有效防制蜚蠊？

参考答案

一、填空题

1. 感觉　取食
2. 取食　咀嚼式　刺吸式　舐吸式
3. 运动　3
4. 胚胎发育　胚后发育
5. 幼虫　蛹　成虫
6. 若虫　成虫
7. 按蚊属　库蚊属　伊蚊属
8. 平衡棒
9. 刺吸
10. 全
11. 呼吸管　成一定角度
12. 气门　平行
13. 按蚊
14. 成一角度　平行
15. 机械性传播疾病　生物性传播疾病　蝇蛆病

16. 较窄　较宽
17. 趋光性　设计防蝇措施
18. 不食蝇类　吸血蝇类　非吸血蝇类
19. 舐吸式　刺吸式
20. 舍蝇　大头金蝇　丝光绿蝇　黑尾黑麻蝇　巨尾阿丽蝇　厩螫蝇
21. 人粪类　畜禽粪类　腐败动物质类　腐败植物质类　垃圾类
22. 黑热　中华白蛉
23. 弱　跳跃式
24. 全变态型　泥土中　一
25. 体外　全变态
26. 毛　鬃　刺
27. 3　前　中　后
28. 外生殖器　受精囊
29. 幼虫　蛹　成虫
30. 多宿主型　寡宿主型　单宿主
31. 吸血频繁　边吸血、边排粪便
32. 人虱　耻阴虱
33. 刺吸式　缩入　伸出
34. 爪　胫突
35. 蟹状　中足　后足
36. 不全变态　卵　若虫　成虫
37. 性接触　性传播
38. 蟑螂　德国小蠊　美洲大蠊
39. 细长　咀嚼式
40. 革质　膜质　腹板
41. 杂食性　含糖　饮水
42. 体表　体内　机械性
43. 卵　若虫　成虫　7.5℃

二、单项选择题

1. C	2. B	3. C	4. D	5. A	6. B	7. A	8. D
9. B	10. C	11. B	12. C	13. E	14. E	15. B	16. A
17. E	18. D	19. C	20. C	21. C	22. E	23. A	24. D
25. B	26. D	27. E	28. A	29. B	30. D	31. D	32. E
33. C	34. B	35. E	36. D	37. C	38. A	39. B	40. C
41. D	42. B	43. C					

三、名词解释

1. 昆虫经历从卵发育到成虫并达到性成熟的整个过程，不仅躯体逐渐增大，形态和生理也发生一系列激烈的变化，致使性成熟的成虫与幼体显著不同，这个变化的过程称为变态。

  2. 全变态的医学昆虫生活史分为卵、幼虫、蛹、成虫 4 个时期，各期在形态、生活习性等方面差别显著。如蚊、蝇等的变态。

  3. 不全变态的医学昆虫生活史分卵、若虫、成虫 3 个时期，若虫与成虫形态、生活习性相似，但翅和生殖器官未发育成熟。如蜚蠊、虱等的变态。

  4. 越冬是蚊对冬季气候季节性变化产生的一种生理适应现象，环境温度低于 10℃ 时蚊本身规律性的生理状态受到抑制，进入休眠或滞育状态。

  5. 蝇类幼虫寄生于宿主组织和器官中引起的疾病称蝇蛆病。如羊狂蝇幼虫寄生于宿主眼部，引起眼蝇蛆病。

四、问答题

  1. 医学昆虫的口器根据其取食方式的不同可分三种类型：

  （1）咀嚼式口器：上颚发达，前端有齿，适于咀嚼固体食物，如蜚蠊的口器。

  （2）刺吸式口器：下唇特化为外鞘，上、下颚都特化成针状，适于刺入宿主组织中吸取血液，例如雌蚊的口器。

  （3）舐吸式口器：上、下颚均退化，口器由下唇特化而来，末端有唇瓣，适于取食腐败动植物，人和动物的食物、分泌物、排泄物和脓血，如舍蝇的口器。

  2. 蚊的生活史属于全变态，分卵、幼虫、蛹、成虫四个时期。成蚊生活在陆地，产卵于水中。在适宜条件下，蚊卵孵化、幼虫孵出，幼虫生活在水中，蜕皮四次后形成蛹。蚊蛹也生活在水中，不摄食，但可活动。蚊蛹期很短，适宜条件下 1～2 天可羽化为成蚊。新羽化的成蚊经 1～2 天发育即进行交配、吸血、产卵。

  3. 蚊的生态习性可从下列几方面概括：

  （1）产卵习性：蚊在水中产卵，但不同蚊种对水环境要求不同。按蚊多产卵于清水中；库蚊多在污水处产卵；伊蚊则产卵于雨后积水的小容器中。

  （2）栖息习性：雌蚊吸饱血后寻找适宜场所栖息。家栖蚊种多停留在室内隐蔽处，随后飞离房舍产卵，如淡色库蚊。半家栖蚊种如中华按蚊，兼有室内外栖息的习性。野栖蚊种吸血、栖息活动均在野外，如大劣按蚊。

  （3）吸血习性：蚊虫只有雌蚊吸血，吸血后卵巢才能发育成熟，并具有繁殖能力。蚊虫的吸血对象因种而异，有些偏嗜人血，有些偏嗜畜血，但这种习性可随环境不同而改变。

  （4）越冬：环境温度低于 10℃ 时，蚊本身规律性生理状态受到阻抑，出现越冬现象。以成蚊越冬的雌蚊脂肪体增大，隐匿于阴暗、温暖、潮湿的场所，不食不动，新陈代谢降至最低，处于蛰伏状态。蚊越冬方式因种而异，淡色库蚊多以成虫越冬；微小按蚊和三带喙库蚊多以幼虫越冬；白纹伊蚊则多以卵越冬。

  4. 蚊可传播的寄生虫病有疟疾和丝虫病。

  （1）疟疾：疟疾的传播媒介是按蚊。按蚊叮咬疟疾患者吸血时，配子体进入蚊胃发育为雌、雄配子。疟原虫在蚊胃进行有性生殖，雌、雄配子结合形成合子，合子进一步发育成动合子完成有性生殖。动合子在蚊胃的弹性纤维膜下发育成卵囊，囊内细胞核和细胞质反复分裂，形成大量子孢子。成熟子孢子自囊内逸出，最后到达蚊唾液腺。当蚊再次叮人吸血时，子孢子随蚊唾液进入人体，造成感染。

  （2）丝虫病：当蚊叮咬丝虫病患者时，患者血中的微丝蚴进入蚊胃。微丝蚴在蚊胃中脱鞘，穿过胃壁经血腔侵入胸肌，发育为腊肠期幼虫。随后虫体继续发育为丝状蚴，丝状蚴进入蚊血腔到达下唇。当蚊再次叮人吸血时，丝状蚴自下唇逸出，经叮咬伤口或正常皮肤侵入人体造成感染。在我国，班氏丝虫病主要传播媒介是淡色库蚊、致倦库蚊和中华按蚊；马来丝虫病以中华按蚊、嗜人按蚊为主。

5. 蚊的防制可从环境防制、物理防制、化学防制和生物防制四方面着手：

（1）环境防制：治理蚊幼虫及蛹的孳生地，破坏其适宜生存环境。

（2）物理防制：在蚊密度较高的地区和时段，使用蚊帐和安装纱门窗也是很有效的防蚊措施。

（3）化学防制：可用一些杀虫剂灭蚊。使用时应注意人、畜安全，同时应经常更换杀虫剂，以防止蚊虫产生抗药性。常用的杀虫剂为有机磷化合物、溴氢菊酯类等。

（4）生物防制：利用生物或生物代谢产物来控制和杀灭蚊虫，这种方法不污染环境，且对害虫有长期抑制作用。如在水塘中放养食蚊鱼，或利用一些水生昆虫、真菌、线虫、寄生蜂等对蚊有害的生物。

6. 专性蝇蛆病、兼性蝇蛆病和偶然性蝇蛆病。

专性蝇蛆病是指幼虫各龄期均营寄生生活，寄生生活是完成生活史的一个必要条件。此类蝇蛆必须侵入人或动物活组织中生长发育才能完成生活史。如羊狂蝇将幼虫产于动物或人的眼内引起眼蝇蛆病。

兼性蝇蛆病指在特定条件下，可诱蝇产卵或产幼虫，幼虫侵入动物或人体的组织、器官中，多在坏死组织中寄生。如绿蝇、金蝇的幼虫侵入皮肤创伤处坏死组织，可引起创伤性蝇蛆病。

偶然性蝇蛆病是指偶然摄入某些蝇卵或幼虫污染的食物、饮水进入消化道，或产卵于泌尿生殖孔、阴部，幼虫孵化后侵入泌尿生殖道感染。如家蝇、金蝇、绿蝇、麻蝇的卵或幼虫随污染的食物或饮水进入人体。

7. 蝇口器为舐吸式，用唾液溶解食物取食；蝇全身密布鬃毛，足末端有一对爪垫分泌黏液，密布细毛，可携带大量病原体；食物杂，取食频繁，有边吃、边吐、边排粪便的习性；飞翔能力强，活动范围较大。以上形态结构与生活习性均有利于传播疾病。蝇主要以机械性方式传播疾病，可携带病原体多种；某些蝇可生物性传播疾病，如果蝇可作为眼结膜吸吮线虫的中间宿主，舌蝇可传播锥虫病。

8. 白蛉主要传播黑热病，主要传播媒介是中华白蛉，此外还有长管白蛉、吴氏白蛉和亚历山大白蛉，其病原体为杜氏利什曼原虫。当雌性白蛉叮咬患者时，无鞭毛体被吸入蛉胃内，无鞭毛体发育为前鞭毛体，以二分裂生殖，前鞭毛体大量聚集在白蛉口腔及喙，当白蛉叮咬人时，前鞭毛体随白蛉唾液注入人体，造成感染。

9. 防制白蛉应以杀灭成蛉为主，其主要原因是：

（1）白蛉生长发育周期长，需6～8周，一年只繁殖一代，最多两代。

（2）雌蛉产卵量少。

（3）成蛉出现季节短，3～5个月。

（4）飞翔能力弱，呈跳跃式飞行，停落时间长，活动范围小。常在人舍、畜舍隐蔽处。

（5）成蛉对杀虫剂敏感，所以在白蛉活动季节，采用滞留喷洒的方法灭成蛉效果好。

10. 蚤主要可传播如下疾病：

（1）鼠疫：蚤传播鼠疫与其消化道特殊结构有关，蚤前胃中有向内倾斜排列的几丁质刺，这些几丁质刺可使吸入中肠的血液不能反流，当蚤吸入患者血液，鼠疫耶尔森菌在蚤前胃中的几丁质刺间大量繁殖，形成菌栓，堵塞前胃。当蚤再次叮咬新宿主时，血流受阻，带菌血回流入新宿主体内，因而造成鼠疫的传播。这种传播方式叫繁殖式生物性传播。

（2）鼠型斑疹伤寒：病原体为莫氏立克次体，当蚤叮咬患者，病原体在蚤胃上皮细胞内繁殖，细胞破裂后，病原体随蚤粪排出，如果污染叮咬的伤口，可造成感染。

（3）绦虫病：蚤可作为一些绦虫的中间宿主，如微小膜壳绦虫、犬复殖孔绦虫等，人误食含似囊尾蚴的蚤而感染。

11. 虱主要可传播以下疾病：

（1）流行性斑疹伤寒：当虱叮咬患者，病原体普氏立克次体侵入虱肠上皮细胞内，并大量繁殖，数日后细胞破裂，病原体随虱粪排出，当虱再次叮咬人时，虱粪便污染皮肤伤口；或虱被挤碎后病原体逸出，经皮肤伤口侵入人体，造成感染。

（2）战壕热：虱叮咬患者时将病原体五日热巴尔通体吸入胃内，病原体在虱肠上皮细胞表面繁殖，病原体随粪便排出，虱粪便污染皮肤伤口，造成感染。

（3）虱传回归热：虱叮咬患者，病原体回归热疏螺旋体经虱肠壁进入血腔中大量繁殖，如虱被挤碎，病原体逸出，经皮肤伤口侵入人体，造成感染。

12. 人虱与耻阴虱是人体表寄生虫，无翅，活动能力弱，其栖息场所必须靠近人体表面，故虱的贴附能力对其生存极为重要。表现为：①虱卵表面的胶状物使卵能黏附在衣服纤维或毛发上不易脱落。②若虫与成虫的足末端有爪与胫突合成钳状，可牢固地握住衣服纤维或毛发，使其长期靠近人体寄生。

对虱的防制措施：①主要加强个人卫生，勤洗澡、洗发、更衣，形成以讲卫生为荣的风气；②灭虱的方法很多，其中物理方法简便易行，如用热水烫和冷冻染虱衣服、被褥等效果均佳。③对头虱、耻阴虱感染者可剃掉毛发，或用20％百部乙醇浸剂局部涂抹，亦十分有效。

13. 蜚蠊主要通过体表或体内携带多种病原体，以机械性传播方式传播疾病，病原体有细菌、病毒、寄生虫等，引起细菌性痢疾、伤寒、脊髓灰质炎、肝炎及肠道寄生虫病。此外，蜚蠊还可作美丽筒线虫、念珠棘头虫和缩小膜壳绦虫等寄生虫的中间宿主。

蜚蠊与传播疾病有关的生态习性主要有：体表或体内可携带多种病原体；蜚蠊为杂食性昆虫，喜食含糖类食物；喜群居，白天隐匿于靠近食物、水源的厨房附近，夜间四处活动，增加了传播疾病的机会。

14. 对蜚蠊的防制主要是讲究室内卫生，尤其是要及时清理厨房内果皮、食物残渣等垃圾，以消除蜚蠊孳生地。此外，采用毒饵和诱捕、化学杀虫剂，如溴氰菊酯等亦有较好的效果。

（于晶峰）

第三节　蛛　形　纲

测 试 题

一、填空题

1. 在蛛形纲中，与人类疾病关系密切，可致病或传播疾病的是_____亚纲。

2. 蜱螨成虫身体分_____与_____两部分。
3. 硬蜱成虫背面有_____，从背面可看到躯体前端有_____。
4. 硬蜱雌、雄成虫形态最明显的区别是_____的大小不同。
5. 硬蜱成虫有足_____对，第一对足跗节背面近端部有_____，司嗅觉。
6. 硬蜱气门板位于第_____对足基节的_____侧。
7. 硬蜱发育过程有_____、_____、_____和_____4期。
8. 硬蜱主要可传播_____、_____和_____。
9. 硬蜱若虫只有_____龄，而软蜱若虫有_____龄或_____。
10. 某些蜱叮刺人后引起肌肉麻痹，是因为其唾液内含有_____。
11. 软蜱的第1、2对足基节间有_____，可分泌_____，这在传播疾病中有一定作用。
12. 软蜱传播蜱媒回归热，人体感染该病是由_____传播的，其病原体为_____。
13. 软蜱雌虫每次产卵前都需_____，饱血后落地产卵，所以在其生活史中需_____更换宿主。
14. 传播疾病的恙螨种类主要有_____和_____等。
15. 恙螨活动范围小，多呈_____、_____分布，可借宿主携带或洪水泛滥扩散。
16. 恙螨的宿主范围广泛，包括_____、_____、_____、_____和_____。
17. 恙螨对人的直接危害是引起_____，作为媒介可传播_____和_____。
18. 疥螨雌虫第3、4对足末端为_____，雄虫第4对足末端为_____。
19. 疥螨发育过程有_____、_____、_____、_____和_____5期。
20. 疥螨幼虫在_____中孵出，在_____内发育为后若虫。
21. 雌疥螨后若虫交配后钻入_____、_____为雌虫。
22. 疥螨对人体的损害主要是挖掘隧道的_____和虫体的_____、_____、_____及_____引起的超敏反应。
23. 寄生于人体的蠕形螨有_____和_____，分别寄生于_____和_____。
24. 蠕形螨形似_____，其躯体分为_____与_____两部分。
25. 蠕形螨通过_____和_____感染。
26. 屋尘螨各期均营_____，主要孳生于卧室内的_____、_____、_____、_____中，以人体脱落的皮屑等为食。
27. 尘螨主要引起_____疾病，其_____和_____等为过敏原。
28. 尘螨引起的超敏反应主要表现为_____、_____和_____。
29. 尘螨引起的超敏反应的主要治疗方法是_____。

二、单项选择题

1. 蜱螨的分类地位属于
    A. 甲壳纲
    B. 昆虫纲
    C. 蛛形纲
    D. 倍足纲
    E. 唇足纲

2. 蜱成虫由哪几部分组成
    A. 头、胸、腹三部分
    B. 头部与胸腹部
    C. 头胸部与腹部
    D. 躯体与颚体
    E. 颚基、螯肢、口下板与须肢

3. 蜱发育过程中吸血的虫期，除外
   A. 雌蜱
   B. 雄蜱
   C. 幼虫
   D. 若虫
   E. 虫卵
4. 硬蜱吸血和产卵特点为
   A. 雌蜱吸血前一次产完卵
   B. 雌蜱吸血前多次产卵
   C. 雌蜱吸血后一次产完卵
   D. 雌蜱吸血后多次产卵
   E. 雌蜱可多次吸血、多次产卵
5. 在我国传播新疆出血热的硬蜱是
   A. 嗜群血蜱
   B. 边缘革蜱
   C. 亚东璃眼蜱
   D. 全沟硬蜱
   E. 乳突钝缘蜱
6. 我国北方传播莱姆病的硬蜱主要是
   A. 亚东璃眼蜱
   B. 全沟硬蜱
   C. 微小牛蜱
   D. 森林革蜱
   E. 草原革蜱
7. 软蜱颚体的位置在
   A. 躯体前方
   B. 躯体前端
   C. 躯体前端腹面
   D. 躯体前端背面
   E. 躯体背面亚前端
8. 软蜱吸血习性是
   A. 仅雌蜱吸血
   B. 雌、雄蜱均吸血
   C. 生活史各期（除卵外）均仅吸一次血
   D. 生活史各期均多次吸血
   E. 生活史各期（除卵外）均吸血，成虫多次吸血
9. 软蜱传播的蜱媒回归热，病原体存在于媒介的

A. 胃上皮细胞与血淋巴中
B. 唾液与胃上皮细胞中
C. 基节液与胃上皮细胞中
D. 唾液、基节液和卵巢中
E. 胃上皮细胞和卵巢中

10. 传播蜱媒回归热的蜱种为
    A. 全沟硬蜱与草原革蜱
    B. 全沟硬蜱与森林革蜱
    C. 乳突钝缘蜱与微小牛蜱
    D. 乳突钝缘蜱与特突钝缘蜱
    E. 亚东璃眼蜱与特突钝缘蜱
11. 软蜱与硬蜱的主要区别是
    A. 虫体颜色的差异
    B. 虫体大小
    C. 颚体结构不同
    D. 有无盾板
    E. 足的对数不同
12. 下列哪项不是恙螨幼虫的形态特点
    A. 虫体呈红、橙红、淡黄或乳白色，细沙粒大小
    B. 盾板长方形、梯形、半圆形和五角形等
    C. 盾板上通常有刚毛5根和感器1对
    D. 雌、雄虫第一、二对足末端有带长柄的吸垫
    E. 足上多羽状毛
13. 恙螨生活史中营寄生生活的是
    A. 幼虫
    B. 若虫
    C. 雌螨
    D. 雄螨
    E. 幼虫、若虫与成虫
14. 恙螨的主要宿主是
    A. 人类
    B. 爬行类
    C. 鸟类
    D. 鼠类
    E. 家畜和家禽
15. 恙螨幼虫传播恙虫病的机制是

A. 叮刺
B. 体表携带的病原体污染伤口
C. 病原体随粪便排出后污染伤口
D. 虫体被挤碎后病原体污染伤口
E. 病原体污染食物，经口感染

16. 恙螨的主要防制措施之一是
   A. 讲究个人卫生
   B. 消灭鼠类
   C. 治疗患者，消除传染源
   D. 安装纱门、纱窗，应用蚊帐
   E. 粪便做无害化处理

17. 人疥螨雌、雄虫形态区别要点是
   A. 雄虫较雌虫大
   B. 雄虫第三、四对足末端为吸垫；雌虫第三、四对足末端为吸垫
   C. 雄虫第三、四对足末端为吸垫；雌虫第三、四对足末端为长鬃
   D. 雌虫第三、四对足末端为吸垫；雄虫第三对足末端为吸垫
   E. 雌虫第三、四对足末端为长鬃；雄虫第四对足末端为吸垫

18. 人疥螨的繁殖
   A. 雌虫与雄性后若虫在皮肤表面交配
   B. 雄虫与雌性后若虫在皮肤表面交配
   C. 雌虫与雄虫在皮内隧道中交配
   D. 雌虫与雄性后若虫在皮内隧道中交配
   E. 雄虫与雌性后若虫在皮内隧道中交配

19. 人疥螨在寄生部位主要摄取
   A. 血液与组织液
   B. 组织液与淋巴液
   C. 血液与角质组织
   D. 角质组织与淋巴液
   E. 肌肉组织与角质组织

20. 人疥螨的危害是
   A. 机械性刺激引起皮炎
   B. 引起超敏反应
   C. 机械性刺激和超敏反应
   D. 误食后引起消化道疾病
   E. 可作为疾病的传播媒介

21. 疥疮的病原学诊断方法为
   A. 血液涂片法
   B. 粪便涂片法
   C. 消毒针头挑破局部皮肤检查虫体
   D. 挤压涂片法
   E. 免疫学方法检查

22. 预防疥螨感染的措施是
   A. 不食生冷食物
   B. 不喝生水
   C. 饭前便后洗手
   D. 搞好室内卫生
   E. 注意个人卫生

23. 毛囊蠕形螨与皮脂蠕形螨的形态区别要点是
   A. 毛囊蠕形螨末体较长，尾端尖；皮脂蠕形螨末体较长，尾端尖
   B. 毛囊蠕形螨末体较短，尾端钝；皮脂蠕形螨末体较长，尾端尖
   C. 毛囊蠕形螨末体较长，尾端钝；皮脂蠕形螨末体较短，尾端尖
   D. 毛囊蠕形螨末体较长，尾端钝；皮脂蠕形螨末体较短，尾端钝
   E. 毛囊蠕形螨末体较长，尾端尖；皮脂蠕形螨末体较短，尾端钝

24. 蠕形螨寄生的部位是
   A. 角皮组织中
   B. 真皮组织中
   C. 皮下组织中
   D. 皮内隧道中
   E. 毛囊深部或皮脂腺内

25. 蠕形螨最常见的感染部位是
   A. 面部
   B. 颈部
   C. 胸部
   D. 腹部
   E. 四肢

26. 蠕形螨是

A. 无致病作用的寄生虫
B. 致病力较弱的寄生虫
C. 致病力较强的寄生虫
D. 机会致病寄生虫
E. 偶然寄生虫

27. 蠕形螨的传播方式主要是
   A. 粪便污染食物，经口感染
   B. 经伤口感染
   C. 经媒介昆虫叮咬感染
   D. 由动物传播给人
   E. 人与人之间直接接触

28. 诊断蠕形螨皮炎常用
   A. 粪便涂片法
   B. 血液涂片法
   C. 活组织压片法
   D. 透明胶纸法
   E. 免疫学方法

29. 尘螨生活史中营寄生生活的发育期是
   A. 仅雌虫
   B. 仅雄虫
   C. 仅幼虫
   D. 仅第一、二期若虫
   E. 无寄生生活的发育期

30. 尘螨对人的危害主要是
   A. 机械性传播疾病
   B. 生物性传播疾病
   C. 引起超敏反应
   D. 被误食后引起消化道疾病
   E. 在寄生部位引起组织损伤

31. 尘螨最容易引起疾病者是
   A. 儿童
   D. 妇女
   C. 老年人
   D. 青年人
   E. 有家族、个人过敏史者

32. 尘螨引起的疾病的诊断方法是
   A. 活检
   B. 穿刺法
   C. 粪便涂片法

D. 血涂片法
E. 免疫学试验

33. 患者男，19岁。因全身散在红色丘疹伴瘙痒就诊。查体：全身弥漫分布与毛囊一致的丘疹，部分丘疹顶端有小脓疱，表面有细鳞屑。实验室检查：血常规，白细胞及嗜酸性粒细胞均升高；取皮屑镜检，见大量疥螨成虫及虫卵。临床诊断最可能是
   A. 恙虫病
   B. 蜱媒回归热
   C. 毛囊炎
   D. 疥疮
   E. 莱姆病

34. 人疥螨的形态特征，除外
   A. 颚体短小，位于躯体前端
   B. 螯肢呈钳状
   C. 成虫前二对足末端均具吸垫
   D. 躯体背面有波状横纹、皮棘及刚毛
   E. 足长，圆锥形

35. 对人疥螨的正确表述，除外
   A. 发育过程有卵、幼虫、前若虫、后若虫、成虫5期
   B. 常寄生于手指间、乳房下、腹股沟等皮肤薄嫩处
   C. 以角质组织和淋巴液为食，在皮内开凿隧道
   D. 雄螨与雌后若虫在人皮肤表面交配
   E. 常用透明胶纸法或挤压法检查的病原体

36. 防治疥疮的有效措施，除外
   A. 避免接触患者
   B. 避免接触患者的衣物
   C. 对患者的衣物蒸煮处理
   D. 清洗患处后涂抹硫黄软膏
   E. 口服甲硝唑

37. 尘螨对人体的危害
   A. 刺吸血液、组织液

B. 寄生于皮肤引起皮肤炎症

C. 引起毛囊炎、脂溢性皮炎

D. 引起过敏性鼻炎、过敏性哮喘

E. 传播流行性出血热

三、名词解释

1. 哈氏器
2. 一宿主蜱
3. 二宿主蜱
4. 三宿主蜱
5. 多宿主蜱
6. 蜱瘫痪
7. 螨岛

四、问答题

1. 简述硬蜱与软蜱形态的主要区别点。
2. 简述硬蜱与软蜱生活史的异同点。
3. 列表比较硬蜱与软蜱生态习性的异同点。
4. 简述硬蜱与软蜱对人的危害。
5. 蜱的防制原则主要包括哪些内容？
6. 简述恙螨的生活史及生态特点。
7. 简述恙螨对人体的危害。
8. 简述人疥螨的生活史及生态特点
9. 简述人疥螨的致病机制。
10. 如何进行疥疮的病原诊断与防治？
11. 简述蠕形螨的生活史及生态特点。
12. 简述蠕形螨的致病机制及诊断方法。
13. 简述尘螨的生活史及生态特点。

参考答案

一、填空题

1. 蜱螨
2. 躯体　颚体
3. 盾板　颚体
4. 盾板
5. 4　哈氏器
6. 4　后外
7. 卵　幼虫　若虫　成虫
8. 森林脑炎　新疆出血热　莱姆病
9. 1　1～4　更多
10. 神经毒素
11. 基节腺开口　基节腺液
12. 乳突钝缘蜱（或特突钝缘蜱）　伊朗疏螺旋体和拉氏疏螺旋体
13. 吸血　多次

14. 地里纤恙螨　小盾纤恙螨
15. 孤立　点状
16. 哺乳类　鸟类　爬行类　两栖类　无脊椎动物
17. 恙螨皮炎　恙虫病　肾综合征出血热
18. 长刚毛　吸垫
19. 卵　幼虫　前若虫　后若虫　成虫
20. 隧道　隧道
21. 宿主皮内　蜕皮
22. 机械性刺激　分泌物　排泄物　代谢产物　死亡虫体
23. 毛囊蠕形螨　皮脂蠕形螨　毛囊　皮脂腺
24. 蠕虫　足体　末体
25. 直接接触　间接接触
26. 自生生活　被褥　枕头　软垫　地毯
27. 超敏反应性　排泄物　分泌物
28. 过敏性哮喘　过敏性鼻炎　过敏性皮炎
29. 脱敏疗法

二、单项选择题

1. C	2. D	3. E	4. C	5. C	6. B	7. C	8. E
9. D	10. D	11. D	12. D	13. A	14. D	15. A	16. B
17. E	18. B	19. D	20. C	21. C	22. E	23. C	24. E
25. A	26. B	27. E	28. D	29. E	30. C	31. E	32. E
33. D	34. E	35. E	36. E	37. D			

三、名词解释

1. 蜱第一对足跗节背面有一感觉窝，称哈氏器。
2. 蜱从幼虫至成虫的发育均在一个宿主体表完成，称一宿主蜱，如微小牛蜱。
3. 幼虫与若虫在一个宿主体表发育，成虫则另找新宿主吸血，如残缘璃眼蜱。
4. 幼虫、若虫、成虫分别在三种宿主体表寄生，如全沟硬蜱。
5. 幼虫、各龄若虫和成虫都需转换宿主吸血，成虫需多次吸血。软蜱多为多宿主蜱。
6. 某些蜱唾液中含有神经毒素，可使宿主肌肉麻痹引起瘫痪，称为蜱瘫痪。
7. 恙螨的孳生地常孤立而分散，呈点状分布，称为螨岛。

四、问答题

1. 硬蜱与软蜱形态的主要区别为：

(1) 硬蜱　①颚体位于躯体前端，从背面可见。②雌蜱颚基背面有1对孔区。③须肢第4节嵌生于第3节端部腹面的小凹陷内。④背面有盾板，雄蜱盾板覆盖整个背面；雌蜱盾板较小，仅覆盖背部一部分。

(2) 软蜱　①颚体小，位于躯体前端的腹面，从背部不可见。②须肢各节均为长圆柱状。③躯体背面无盾板，雌蜱与雄蜱外观相似，体表多呈颗粒状、乳突状或具皱纹、圆陷窝。④第1～2对足基节间有基节腺，其分泌的基节液中常带有病原体。

2. 软蜱与硬蜱生活史中都有卵、幼虫、若虫、成虫4个发育期，其不同点是：

(1) 硬蜱若虫只有1龄；软蜱则有1～4龄或更多。

(2) 硬蜱寿命几个月至1年；软蜱一般可活五六年，有的可活十几年以上。

3. 硬蜱与软蜱生态习性的异同点：

	栖息地	吸血/吸血时间/雌蜱吸血次数	一生产卵	更换宿主类型
硬蜱	森林、草原、灌木丛等；小型兽类的洞穴及家畜圈舍	各期均吸血/长/1次	1次	一、二、三宿主蜱
软蜱	中小型兽类的洞穴或岩窟、禽舍、鸟巢、家畜圈舍、人房的缝隙中	各期均吸血/短/多次	多次	多宿主蜱

4. ①直接危害：蜱叮刺人后引起皮炎或产生毒害作用，如某些蜱唾液中含有神经毒素，可使宿主肌肉麻痹，引起瘫痪。②传播疾病：硬蜱可传播森林脑炎、新疆出血热、莱姆病和北亚蜱媒斑点热。软蜱可传播蜱媒回归热。

5. 蜱的防制原则主要有：①环境防制：草原地带采用牧场轮换和牧场隔离，清理家畜圈舍，堵洞和嵌缝等防蜱孳生。②药物防制：在多蜱的地点用敌敌畏、马拉硫磷等杀虫剂喷洒，定期对家畜进行药浴。③个人防护：进入有蜱地区要穿防护服，扎紧裤脚、袖口和领口。外露部分涂擦驱避剂，如避蚊胺、邻苯二甲酸二甲酯；离开有蜱区时进行互检，摘除衣服上的蜱。

6. 恙螨生活史及生态特点有：①发育过程分卵、前幼虫、幼虫、若蛹、若虫、成蛹和成虫7期。②除幼虫外，其余各期皆营自生生活。③恙螨幼虫的宿主范围广泛，包括哺乳类、鸟类、爬行类、两栖类和无脊椎动物。但主要是鼠类，有些种类亦可侵袭人。④幼虫取食时，在宿主皮肤内形成茎口，被溶解的组织和淋巴液通过茎口吸入幼虫消化道。⑤恙螨孳生于温暖、潮湿、荫蔽、杂草丛生、常有鼠类活动的场所，孳生地常孤立而分散，呈点状分布，称为螨岛。

7. 恙螨对人体的危害主要有：①直接危害：恙螨幼虫叮咬人后，可引起恙螨皮炎。②传播疾病：恙螨可传播恙虫病和肾综合征出血热。

8. 人疥螨生活史及生态特点有：①发育过程有卵、幼虫、前若虫、后若虫及成虫5期。②雄螨与雌后若虫在皮肤表面交配后，雌后若虫钻入皮肤角质层内，蜕皮后发育为雌螨。③疥螨在皮内挖掘隧道，以宿主角质组织和淋巴液为食。④雌螨的适宜扩散温度为15～31℃，有效扩散时限为1～7天，在此时间内活动正常并具感染能力。

9. 人疥螨致病机制有：疥螨常寄生于指间、腕屈侧、乳房下、腹股沟等皮肤细嫩处，引起疥疮。疥螨在皮肤角质层内挖掘隧道，疥螨的机械性刺激和排泄物、分泌物等引发超敏反应，使局部皮肤出现丘疹、水疱、脓疱、结节及隧道和痒感。

10. 疥疮病原学诊断与防治原则：疥疮的病原学诊断，可用消毒针尖挑破皮内隧道盲端，取出虫体，在显微镜下鉴定。或将矿物油滴于患处，用消毒刀片轻刮皮肤，把刮取物置于载玻片上镜检虫体。或用实体显微镜直接检查皮损部位，发现隧道和其盲端的疥螨轮廓后，用手术刀尖端挑出疥螨镜检。

疥螨的传播主要为人群间直接或间接接触引起。应避免与患者直接接触，患者的衣物应经煮沸和蒸气处理。注意个人卫生，勤洗衣被。患者可涂用硫黄软膏等药物杀虫治疗。

11. 蠕形螨的生活史及生态特点有：生活史发育有卵、幼虫、前若虫、若虫与成虫5个时期。蠕形螨在人体的寄生部位以面部最常见，蠕形螨刺吸宿主的上皮细胞和腺细胞内容物，也可取食皮脂腺分泌物、角质蛋白和细胞代谢产物等。毛囊蠕形螨寄生于毛囊深部，一个毛囊内常有多个螨寄生；皮脂蠕形螨常单个寄生于皮脂腺内。

12. 蠕形螨的致病机制及实验诊断方法有：多数感染者无明显症状。蠕形螨的机械刺激作用与代谢产物等的化学作用可使宿主毛囊扩张，上皮变性，角化过度或角化不全，真皮层毛细血管增生并扩张。皮脂蠕形螨还可引起皮脂腺分泌阻塞。虫体的代谢产物可引起超敏反应，虫体进出毛囊和皮脂腺易带入病原微生物，继发细菌感染，继而引起毛囊周围细胞浸润，纤维组织增生。蠕形螨寄生是形成毛囊炎、皮脂腺炎、酒糟鼻、眼睑缘炎等的病因或病因之一。

常用透明胶纸法或挤压法检查蠕形螨，亦可用挤粘结合法：在检查部位粘贴透明胶纸后，再用拇指挤压胶纸粘贴部位，取下胶带镜检。

13. 尘螨生活史及生态特点有：尘螨生活史发育有卵、幼虫、第一期若虫、第二期若虫及成虫5个时期，完成一代约需1个月。尘螨营自生生活，以面粉、粮食、人和动物的皮屑、花粉和真菌等为食。屋尘螨主要孳生于卧室内被褥、枕头、软垫、地毯等处。粉尘螨还可孳生在面粉厂、棉纺厂及食品、中药、动物饲料等仓库中。常在春秋季节大量繁殖，秋后数量下降，季节消长因地区不同而异。

（刘俊琴）

综合测试题

1. 请列举能引起脑部损害的主要寄生虫，并写出其致病阶段。
2. 请列举能引起眼部损害的主要寄生虫，并写出其致病阶段。
3. 请列举能引起肺部损害的主要寄生虫，并写出其致病阶段。
4. 请列举能引起肝损害的主要寄生虫，并写出其致病阶段。
5. 请列举能引起皮炎的主要寄生虫，并写出其致病阶段。
6. 请列举能引起肠病变的主要寄生虫，并写出其致病阶段。
7. 可引起腹泻的寄生虫主要有哪些？请写出其致病阶段。
8. 以贫血为主要临床症状的寄生虫病有哪些？其贫血机制有何不同？
9. 免疫功能低下或缺陷者可诱发哪些寄生虫病？为什么？
10. 哪些寄生虫有中间宿主？并写出中间宿主的名称。
11. 寄生在人体肌肉内的寄生虫主要有哪些？请写出其寄生阶段。
12. 犬可造成哪些寄生虫病的感染和流行？
13. 粪便检查主要能发现哪些寄生虫卵？
14. 用血涂片检查，主要可诊断哪些寄生虫病？请写出能查见的寄生虫阶段。
15. 用活检，主要可诊断哪些寄生虫病？请写出能查见的寄生虫阶段。
16. 用十二指肠引流，主要可诊断哪些寄生虫病？请写出能查见的寄生虫阶段。
17. 用透明胶纸法，主要可诊断哪些寄生虫病？请写出能查见的寄生虫阶段。
18. 用生理盐水直接涂片法，主要可诊断哪些寄生虫病？请写出能查见的寄生虫阶段。
19. 检查新鲜粪便时，如不慎，操作者可感染哪些寄生虫病？
20. 输血不慎可导致哪些寄生虫病的发生？哪种寄生虫虽可被输入人体，但却不会产生寄生虫病？
21. 由于饮用生水或不洁水可造成哪些寄生虫病的感染和流行？
22. 直接经皮肤感染的寄生虫有哪些？
23. 经口感染的寄生虫有哪些？
24. 因特殊的饮食习惯（生食或半生食）可感染哪些寄生虫？为什么？
25. 哪些寄生虫寄生在肠道，却不用粪便检查虫卵的常规方法诊断？为什么？
26. 哪些寄生虫寄生在人体血管内或血内细胞中，但病原学诊断一般不用外周血检查方法？为什么？
27. 寄生在人体循环系统内的寄生虫主要有哪些？各是什么阶段？
28. 人粪便处理不当可引起哪些寄生虫病的流行？
29. 请写出不需要中间宿主，并经口感染的寄生虫。
30. 请写出需要中间宿主，并经口感染的寄生虫。
31. 作为病原体的医学节肢动物有哪些？
32. 在哪些寄生虫病的诊断中免疫学检查具有重要作用？
33. 我国常见的人兽共患寄生虫病主要有哪些？

34. 能传播寄生虫病的医学节肢动物有哪些？各能传播哪些寄生虫病？

参考答案

1. 能引起脑部损害的寄生虫主要有刚地弓形虫（速殖子）、溶组织内阿米巴（滋养体）、福氏耐格里阿米巴（滋养体）、棘阿米巴（滋养体、包囊）、疟原虫（脑型疟主要由恶性疟原虫红细胞内期引起，间日疟原虫偶发）、卫氏并殖吸虫（童虫和成虫）、日本血吸虫（虫卵）、曼氏迭宫绦虫（裂头蚴）、细粒棘球绦虫（棘球蚴）、链状带绦虫（囊尾蚴）、旋毛形线虫（幼虫）、广州管圆线虫（幼虫）。（注：括号内为致病阶段）

2. 能引起眼部损害的寄生虫主要有棘阿米巴（滋养体）、刚地弓形虫（速殖子）、细粒棘球绦虫（棘球蚴）、链状带绦虫（囊尾蚴）、曼氏迭宫绦虫（裂头蚴）、结膜吸吮线虫（成虫）、蝇（蛆）。（注：括号内为致病阶段）

3. 能引起肺部损害的寄生虫主要有溶组织内阿米巴（滋养体）、刚地弓形虫（速殖子）、卫氏并殖吸虫（成虫）、日本血吸虫（虫卵）、细粒棘球绦虫（棘球蚴）以及旋毛形线虫、钩虫和似蚓蛔线虫（三种幼虫游移至肺）。（注：括号内为致病阶段）

4. 能引起肝损害的寄生虫主要有溶组织内阿米巴（滋养体）、杜氏利什曼原虫（无鞭毛体）、刚地弓形虫（速殖子）、华支睾吸虫（成虫）、日本血吸虫（虫卵）、斯氏并殖吸虫（童虫）、细粒棘球绦虫（棘球蚴）、似蚓蛔线虫（成虫异位寄生于肝胆管和幼虫游移）。（注：括号内为致病阶段）

5. 能引起皮炎的寄生虫主要有日本血吸虫（尾蚴）、禽类和兽类血吸虫（尾蚴）、钩虫（丝状蚴）、疥螨（幼虫、若虫和成虫）、蠕形螨（幼虫、若虫和成虫）。（注：括号内为致病阶段）

6. 能引起肠病变的寄生虫主要有溶组织内阿米巴（滋养体）、蓝氏贾第鞭毛虫（滋养体）、隐孢子虫（裂体生殖阶段）、结肠小袋纤毛虫（滋养体）、布氏姜片吸虫（成虫）、日本血吸虫（虫卵）、链状带绦虫（成虫）、肥胖带绦虫（成虫）、微小膜壳绦虫（成虫）、似蚓蛔线虫（成虫）、蠕形住肠线虫（成虫）、毛首鞭形线虫（成虫）、十二指肠钩口线虫和美洲板口线虫（成虫）、旋毛形线虫（成虫）、猪巨吻棘头虫（感染性棘头体和成虫）。（注：括号内为致病阶段）

7. 可引起腹泻的寄生虫主要有溶组织内阿米巴（滋养体）、蓝氏贾第鞭毛虫（滋养体）、隐孢子虫（裂体生殖阶段）、等孢球虫（裂体生殖阶段）、结肠小袋纤毛虫（滋养体）、日本血吸虫（虫卵）、毛首鞭形线虫（成虫）。（注：括号内为致病阶段）

8. 以贫血为主要临床表现的寄生虫病有黑热病、疟疾和钩虫病。

(1) 引起黑热病的病原体是杜氏利什曼原虫。杜氏利什曼原虫引起贫血的机制：①脾大，脾功能亢进，破坏血细胞能力增强；②免疫溶血；③骨髓造血功能受抑制。

(2) 引起疟疾的病原体是疟原虫。疟原虫引起贫血的机制：①疟原虫直接破坏，每完成一代红细胞内裂体生殖周期，就破坏大量红细胞，以恶性疟原虫破坏红细胞为重；②脾大，脾功能亢进，破坏血细胞的能力增强；③免疫溶血；④骨髓造血功能受抑制。

(3) 引起钩虫病的病原体是十二指肠钩口线虫和美洲板口线虫。十二指肠钩口线虫和美洲板口线虫引起贫血的机制：①钩虫口囊中钩齿或板齿咬附、破坏肠黏膜，造成黏膜出血；②钩虫吸血时分泌抗凝素和血小板凝集抑制剂等抗凝因子，使血液不易凝固，加重血液的丢失；③钩虫寄生造成人丢失的血量为吸血量、移位伤口渗血量、咬附点渗血量和偶尔肠黏膜大面积渗血量的总和。每条十二指肠钩口线虫每日所致失血量为0.15～0.26ml,而美洲板口线虫为0.03ml；④钩虫破坏肠黏膜,影响营养成分的吸收,加重贫血的发生；⑤宿主健康状态不佳,营养供应不足,虽有少量钩虫寄生,也可出现贫血。

9. 免疫功能低下或缺陷者可诱发多种寄生虫病,如黑热病、贾第虫病、刚地弓形虫、隐孢子虫病等。其原因为患者免疫功能降低,体内寄生虫大量繁殖、毒力增强,使患者由慢性感染转变为急性感染,或病情加重。未感染者容易感染上述寄生虫,且病情发展迅速、恶化,严重者可死亡。

10. 生活史中有中间宿主的寄生虫有：疟原虫（人）、刚地弓形虫（人、哺乳动物、鸟类、鱼类和爬行类动物）、华支睾吸虫（第一中间宿主：豆螺和沼螺；第二中间宿主：淡水鱼、虾）、布氏姜片虫（扁卷螺）、卫氏并殖吸虫（第一中间宿主：蜷科和黑贝科螺类；第二中间宿主：溪蟹、蝲蛄）、斯氏并殖吸虫（第一中间宿主：拟钉螺、小豆螺；第二中间宿主：溪蟹）、日本血吸虫（钉螺）、链状带绦虫（人、猪）、肥胖带绦虫（牛）、细粒棘球绦虫（人、食草动物）、多房棘球绦虫（啮齿类、食草类动物、人）、微小膜壳绦虫（蚤类幼虫、面粉甲虫、赤拟谷盗）、曼氏迭宫绦虫（第一中间宿主：剑水蚤；第二中间宿主：蛙、人）、丝虫（蚊）、旋毛形线虫（人、猪、鼠、猫、犬、野生食肉动物）、广州管圆线虫（蜗牛、螺类、蛞蝓）、猪巨吻棘头虫（鞘翅目昆虫：天牛和金龟子等）。（注：括号内为中间宿主）

11. 寄生在人体肌肉内的寄生虫有刚地弓形虫（包囊或假包囊）、链状带绦虫（囊尾蚴）、旋毛形线虫（囊包）。（注：括号内为寄生阶段）

12. 犬可造成多种寄生虫病感染和流行。如黑热病、弓形虫病、肝吸虫病、肺吸虫病、血吸虫病、曼氏裂头蚴病、细粒棘球绦虫棘球蚴病、旋毛虫病等。

13. 粪便检查主要能发现日本血吸虫卵、华支睾吸虫卵、布氏姜片吸虫卵、卫氏并殖吸虫卵、微小膜壳绦虫卵、带绦虫卵（少见）、似蚓蛔线虫卵、钩虫卵、毛首鞭形线虫卵。

14. 用血涂片主要可诊断疟疾和丝虫病。在血涂片上可查见丝虫（班氏吴策线虫和马来布鲁线虫的微丝蚴）和疟原虫（间日疟原虫、三日疟原虫和卵形疟原虫的环状体、滋养体、裂殖体和配子体,恶性疟原虫的环状体和配子体）。（注：括号内为寄生虫的检查阶段）

15. 活检可诊断如下寄生虫病：阿米巴痢疾（滋养体）、黑热病（无鞭毛体）、结肠小袋纤毛虫病（滋养体）、肺吸虫病（童虫,偶见成虫）、斯氏并殖吸虫引起的幼虫移行症（童虫）、日本血吸虫病（虫卵）、囊虫病（囊尾蚴）、曼氏迭宫绦虫裂头蚴病（裂头蚴）、旋毛虫病（囊包）。（注：括号内为寄生虫的检查阶段）

16. 十二指肠引流主要可诊断贾第虫病（滋养体）和肝吸虫病（虫卵）。（注：括号内为寄生虫的检查阶段）

17. 用透明胶纸法可诊断牛带绦虫病（虫卵）和蛲虫病（虫卵）。（注：括号内为寄生虫的检查阶段）

18. 用生理盐水直接涂片法可诊断阿米巴痢疾（滋养体）、贾第虫病（滋养体）、滴虫性阴道炎（滋养体）、结肠小袋纤毛虫病（滋养体、包囊）、肝吸虫病（虫卵）、肺吸虫病（虫卵）、肠吸虫病（虫卵）、血吸虫病（虫卵）、微小膜壳绦虫病（虫卵）、蛔虫病（虫卵）、鞭虫病（虫卵）、钩虫病（虫卵）。（注：括号内为寄生虫的检查阶段）

19. 可感染阿米巴病、贾第虫病、隐孢子虫病、结肠小袋纤毛虫病、囊虫病、微小膜壳绦虫病。

20. 因输血不慎,可导致黑热病、疟疾和弓形虫病的发生。丝虫微丝蚴虽可输入受血者体内，但在人体内不能继续发育为成虫，因而不会导致丝虫病。

21. 由于饮用生水或不洁水可造成如下寄生虫病的感染和流行：阿米巴痢疾、贾第虫病、隐孢子虫病、结肠小袋纤毛虫病、血吸虫病、肠吸虫病、肺吸虫病、曼氏迭宫绦虫裂头蚴病、囊虫病、棘球蚴病（或称包虫病）、多房棘球蚴病、蛔虫病、鞭虫病。

22. 直接经皮肤感染的寄生虫有日本血吸虫和钩虫（十二指肠钩口线虫、美洲板口线虫），侵入皮肤的阶段分别为尾蚴和丝状蚴。

23. 经口感染的寄生虫有溶组织内阿米巴、蓝氏贾第鞭毛虫、刚地弓形虫、隐孢子虫、结肠小袋纤毛虫、华支睾吸虫、布氏姜片吸虫、卫氏并殖吸虫、斯氏并殖吸虫、链状带绦虫、肥胖带绦虫、细粒棘球绦虫、多房棘球绦虫、微小膜壳绦虫、曼氏迭宫绦虫、似蚓蛔线虫、蠕形住肠线虫、毛首鞭形线虫、旋毛形线虫、广州管圆线虫、猪巨吻棘头虫。

24. （1）因食生肉或未煮熟的肉可感染链状带绦虫（因为猪肉内有猪囊尾蚴）、肥胖带绦虫（因牛肉内有牛囊尾蚴）、曼氏迭宫绦虫（因蛙肉和蛇肉内有裂头蚴）、卫氏并殖吸虫（因猪肉和野猪肉内有幼虫）、旋毛形线虫（因动物肉内有囊包）、刚地弓形虫（因动物肉中有包囊或假包囊）。

（2）因食生的或未煮熟的淡水鱼、虾可感染华支睾吸虫（因淡水鱼、虾体内有囊蚴）。

（3）因食生的或未煮熟的溪蟹可感染卫氏并殖吸虫和斯氏并殖吸虫（因溪蟹体内有此两种寄生虫的感染阶段囊蚴）。

（4）因食生的或未煮熟的蝲蛄可感染卫氏并殖吸虫（因蝲蛄体内有囊蚴）。

（5）因食生的不洁（未洗干净）的菱角、茭白、荸荠等水生植物可感染布氏姜片吸虫（因为这些水生植物表面有囊蚴）。

25. 链状带绦虫、肥胖带绦虫、蠕形住肠线虫和旋毛形线虫成虫寄生在肠道，却不用常规粪便检查虫卵的方法诊断。因为链状带绦虫和肥胖带绦虫成虫脱落孕节，随粪便排出体外，在粪便很少发现虫卵，主要以查孕节诊断；蠕形住肠线虫雌虫产卵于人体肛门周围，主要用透明胶纸法检查肛周的虫卵；旋毛形线虫成虫产出的幼虫钻入肠壁，进入血液循环至横纹肌形成囊包，故病原学诊断主要用肌肉活检，检查囊包。

26. 寄生在人体血管内，或寄生在血内细胞中的寄生虫，一般不取外周血做病原学诊断的有杜氏利什曼原虫、刚地弓形虫和日本血吸虫。因为杜氏利什曼原虫可寄生在血内单核细胞内，在外周血检出率低，故不做常规检查；刚地弓形虫速殖子寄生在有核细胞内，但在外周血不易查到；日本血吸虫成虫寄生在肠系膜静脉和门静脉内，故外周血不可能查到虫体和虫卵。

27. 寄生在人体循环系统内的寄生虫主要有杜氏利什曼原虫（无鞭毛体）、疟原虫（环状体、滋养体、裂殖体和配子体）、刚地弓形虫（假包囊）、日本血吸虫（成虫）和丝虫（成虫和微丝蚴）。（注：括号内为寄生虫的寄生阶段）

28. 人粪便处理不当可引起如下寄生虫病的流行：阿米巴痢疾、贾第虫病、隐孢子虫病、结肠小袋纤毛虫病、肝吸虫病、肠吸虫病、肺吸虫病、血吸虫病、猪带绦虫病和囊虫病、牛带绦虫病、微小膜壳绦虫病、蛔虫病、鞭虫病和钩虫病。

29. 不需要中间宿主，并经口感染的寄生虫主要有溶组织内阿米巴、蓝氏贾第鞭毛虫、结肠小袋纤毛虫、隐孢子虫、似蚓蛔线虫、蠕形住肠线虫、毛首鞭形线虫等。

30. 需要中间宿主，并经口感染的寄生虫主要有刚地弓形虫、华支睾吸虫、布氏姜片吸虫、卫氏并殖吸虫、斯氏并殖吸虫、链状带绦虫、肥胖带绦虫、微小膜壳绦虫、曼氏迭宫绦虫、旋毛形线虫和广州管圆线虫。

31. 作为病原体的医学节肢动物主要有蝇蛆、疥螨、蠕形螨和尘螨。

32. 在诊断弓形虫病、旋毛虫病、囊虫病和包虫病等寄生虫病时，免疫学诊断具有重要作用。

33. 人兽共患寄生虫病主要有黑热病、弓形虫病、血吸虫病、肺吸虫病、肝吸虫病、姜片虫病、囊虫病、泡球蚴病、包虫病、曼氏迭宫绦虫病和裂头蚴病、旋毛虫病、嗜酸性粒细胞增多性脑膜脑炎（由广州管圆线虫引起）和棘头虫病等。

34. 能传播寄生虫病的医学节肢动物有蚊（传播疟疾和丝虫病）和白蛉（传播黑热病）。

（高兴政）

模拟试卷（一）

（适合高职学生水平，2小时完成）

一、填空题（每空1分，共31分）

1. 寄生虫生活史类型主要以_____划分。
2. 影响寄生虫病流行的主要因素有_____、_____和_____。
3. 疟原虫复发可发生在_____疟原虫和_____疟原虫感染的患者。
4. 阿米巴痢疾常用的病原学检查方法为_____，检查_____。
5. 杜氏利什曼原虫寄生在人体的_____细胞内，刚地弓形虫寄生在_____细胞内。
6. 疟原虫、阴道毛滴虫、华支睾吸虫、肥胖带绦虫和钩虫的感染阶段分别为_____、_____、_____、_____和_____。
7. 斯氏并殖吸虫寄生在人体，可引起_____症和_____症。
8. 血吸虫卵造成的主要病理变化是_____。
9. 链状带绦虫的致病阶段有_____和_____。
10. 在我国流行的丝虫有两种，即_____和_____。
11. 卫氏并殖吸虫的第二中间宿主为_____。
12. 旋毛形线虫的侵入途径是_____。
13. 昆虫的全变态包括_____、_____、_____和_____四个阶段。
14. 森林脑炎、恙虫病和鼠疫分别由_____、_____和_____传播。

二、选择题（每题2分，共24分，每题只有一个最佳答案，在你认为正确的答案前划√）

1. 寄生虫侵入人体后能继续发育或繁殖的阶段是
   A. 诊断阶段　　　　　　　　　B. 感染阶段
   C. 游移阶段　　　　　　　　　D. 致病阶段
   E. 寄生阶段
2. 机会致病寄生虫是
   A. 偶然感染的寄生虫　　　　　B. 感染非正常宿主的寄生虫
   C. 暂时寄生的寄生虫　　　　　D. 免疫功能低下时致病的寄生虫
   E. 免疫功能正常时致病的寄生虫
3. 急性阿米巴痢疾的典型病理变化是
   A. 肠壁烧瓶样溃疡　　　　　　B. 弥漫性炎症反应
   C. 阿米巴肉芽肿　　　　　　　D. 滋养体在细胞内增殖，导致大量细胞破坏
   E. 抗原抗体复合物Ⅲ型超敏反应
4. 蓝氏贾第鞭毛虫的侵入途径是
   A. 经口　　　　　　　　　　　B. 直接经皮肤
   C. 经直接接触和间接接触　　　D. 经胎盘

E. 经媒介昆虫叮咬

5. 疟原虫可诱导人体产生
   A. 固有免疫	B. 终身免疫
   C. 带虫免疫	D. 伴随免疫
   E. 消除性免疫

6. 日本血吸虫的中间宿主为
   A. 豆螺	B. 蜷螺
   C. 沼螺	D. 拟钉螺
   E. 钉螺

7. 预防华支睾吸虫感染的关键措施是
   A. 消灭豆螺和沼螺	B. 治疗患者、捕杀病兽
   C. 加强粪便管理	D. 禁止随地吐痰
   E. 不生食或半生食淡水鱼

8. 棘球蚴在人体最常见的寄生部位是
   A. 肠	B. 肺
   C. 肝	D. 脑
   E. 骨

9. 钩虫吸血时，咬附部位伤口不易凝血，是由于
   A. 成虫机械阻塞作用	B. 虫体代谢产物所致超敏反应
   C. 分泌抗凝素和血小板凝集抑制剂等抗凝因子
   D. 口囊内有钩齿或板齿
   E. 成虫移动寄生部位

10. 象皮肿可由哪种寄生虫引起
    A. 钩虫	B. 班氏吴策线虫和马来布鲁线虫
    C. 毛首鞭形线虫	D. 日本血吸虫
    E. 旋毛形线虫

11. 虱的吸血习惯是
    A. 仅雄虱吸血	B. 仅若虫吸血
    C. 仅雌虱吸血	D. 雌、雄虱和若虫均吸血
    E. 虱生活史各期均吸血

12. 疥疮的实验诊断方法为
    A. 免疫学方法	B. 消毒针挑破皮肤隧道检查法
    C. 粪便生理盐水直接涂片法	D. 厚、薄血涂片法
    E. 活检

三、名词解释，举例说明（每题5分，共15分）

1. 中间宿主	3. 伴随免疫
2. 再燃

四、问答题（每题10分，共30分）

1. 阐述钩虫（十二指肠钩口线虫、美洲板口线虫）引起宿主贫血的机制。
2. 哪些寄生虫不寄生在肠道，但可在粪便中查到这些寄生虫的虫卵？为什么？

3. 能引起肺部损害的寄生虫主要有哪些？请写出其致病阶段。

参考答案

一、填空题

1. 是否需要中间宿主
2. 自然因素　生物因素　社会因素
3. 间日　卵形
4. 生理盐水直接涂片法　滋养体
5. 巨噬　有核
6. 子孢子　滋养体　囊蚴　囊尾蚴　丝状蚴
7. 皮肤幼虫移行　内脏幼虫移动
8. 虫卵肉芽肿
9. 成虫　囊尾蚴
10. 班氏吴策线虫　马来布鲁线虫
11. 溪蟹和蝲蛄
12. 经口
13. 卵　幼虫　蛹　成虫
14. 硬蜱　恙螨　蚤

二、选择题

1. B　　2. D　　3. A　　4. A　　5. C　　6. E　　7. E　　8. C
9. C　　10. B　　11. D　　12. B

三、名词解释

1. 中间宿主：寄生虫的幼虫或无性阶段寄生的宿主称中间宿主。生活史中若有一个以上的中间宿主，依寄生虫在其内发育的先后顺序分别命名为第一中间宿主和第二中间宿主。如华支睾吸虫幼虫阶段先后寄生在豆螺、沼螺和淡水鱼、虾体内，所以豆螺和沼螺为第一中间宿主，而淡水鱼、虾为第二中间宿主。

2. 再燃：急性疟疾患者由于抗疟治疗不彻底，或由于机体产生免疫力，可杀灭大部分红细胞内疟原虫而停止发作，在一定条件下，由残存在红细胞内这些少数疟原虫大量增殖，经数周或数月，在无再感染的情况下，再次引起发作叫再燃，四种人疟原虫（间日疟原虫、三日疟原虫、恶性疟原虫和卵形疟原虫）都可引起再燃。

3. 伴随免疫：某些蠕虫感染诱导宿主产生抗攻击感染的能力，而原已寄生的寄生虫却不受此保护性免疫的作用，可继续存活，一旦用药物消除体内的寄生虫，适应性免疫就逐渐减弱，以至消失。如最初感染的血吸虫成虫诱导机体产生适应性免疫力，此免疫力可有效地杀伤侵入的童虫，而原寄生的成虫表面由于获得宿主抗原伪装，不能被免疫系统识别而存活。

四、问答题

1. 钩虫引起宿主贫血的机制有：①钩虫口囊中钩齿和板齿咬附肠黏膜，造成黏膜出血；②钩虫吸血时分泌抗凝素和血小板凝集抑制剂等抗凝因子，使血液不易凝固；③钩虫破坏肠黏膜，影响营养成分的吸收，加重贫血的发生；④钩虫寄生造成人丢失的血量为吸血量、移位伤口渗血量、咬附点渗血量和偶尔肠黏膜大面积渗血量的总和，每条十二指肠钩口线虫和美洲板口线虫每日所致失血量分别为 0.15～0.25ml 和 0.03ml；⑤宿主健康状况不佳，营养供应不足，虽有少量钩虫寄生，也可出现贫血。

2. 华支睾吸虫、卫氏并殖吸虫和日本血吸虫均不寄生在人体肠道，但可在粪便中查到它们的虫卵。华支睾吸虫成虫寄生在肝胆管中，虫卵随胆汁进入肠腔，随粪便排出。卫氏并殖吸虫成虫寄生在肺，形成脓肿和囊肿，囊肿与支气管相通，囊内虫卵可随痰咽下进入消化道，随粪便排出。日本血吸虫成虫寄生在肠系膜静脉，虫卵可沉积在结肠壁，破坏组织，形成嗜酸性脓肿，脓肿破溃，虫卵随坏死组织落入肠腔，随粪便排出。

3. 能引起肺部损害的寄生虫主要有溶组织内阿米巴（滋养体）、刚地弓形虫（速殖子）、卫氏并殖吸虫（成虫）、日本血吸虫（虫卵）、细粒棘球绦虫（棘球蚴）以及旋毛形线虫、十二指肠钩口线虫、美洲板口线虫和似蚓蛔线虫（四种线虫幼虫游移至肺造成损伤）。（注：括号内为寄生阶段）

（高兴政）

模拟试卷（二）

（适合高职学生水平，2小时完成）

一、填空题（每空1分，共31分）

1. 寄生虫对宿主的主要危害有_____、_____、_____和_____。
2. 阿米巴痢疾的传染源是粪便排出_____的感染者，包括_____和_____。
3. 滴虫性阴道炎最常用的病原学诊断方法是_____。
4. 刚地弓形虫感染人体后，多表现为_____感染，但在免疫功能低下者可出现_____。
5. 疟原虫的致病阶段为_____。
6. 斯氏并殖吸虫的第一中间宿主为_____，第二中间宿主为_____。
7. 日本血吸虫对人体危害最大的致病阶段是_____，其感染阶段_____。
8. 人食入_____而患猪带绦虫病，食入_____患囊虫病。
9. 包虫病在我国主要分布在西部、北部的广大_____，传染源是有细粒棘球绦虫寄生的犬科肉食动物，人因食入_____而感染。
10. 在我国流行的钩虫病病原体主要有_____和_____。
11. 蠕形住肠线虫最常用的实验诊断方法为_____，检查时间应在_____。
12. 具有夜现周期性的寄生虫是_____。
13. 预防旋毛虫病的关键措施是_____。
14. 蝇的口器多为_____式，其末端用以取食的结构是_____，蝇爪末端有一对_____，可分泌黏液，携带病原体。
15. 流行性斑疹伤寒和森林脑炎分别是由_____和_____传播。

二、选择题（每题2分，共24分，每题只有一个最佳答案，在你认为正确的答案前划✓）

1. 专性细胞内寄生虫，除外
   A. 恶性疟原虫　　　　　　　　B. 间日疟原虫
   C. 杜氏利什曼原虫　　　　　　D. 刚地弓形虫
   E. 福氏耐格里阿米巴
2. 寄生虫病的流行特点有
   A. 无季节性　　　　　　　　　B. 仅有季节性
   C. 无地方性　　　　　　　　　D. 仅有地方性
   E. 既有地方性，又有季节性
3. 阿米巴痢疾的典型病理变化是
   A. 溶解破坏组织，形成烧瓶样溃疡
   B. 形成虫卵肉芽肿
   C. 虫体在宿主细胞内大量繁殖，导致宿主细胞破坏
   D. 虫体的机械作用，造成肠穿孔

        E. 抗原抗体复合物所致的超敏反应
    4. 杜氏利什曼原虫主要寄生在
        A. 幼稚红细胞　　　　　　　　B. 老龄红细胞
        C. 巨噬细胞　　　　　　　　　D. 淋巴细胞
        E. 肝细胞
    5. 既可引起复发，又可引起再燃的疟原虫
        A. 三日疟原虫、恶性疟原虫　　B. 卵形疟原虫、三日疟原虫
        C. 间日疟原虫、恶性疟原虫　　D. 卵形疟原虫、恶性疟原虫
        E. 间日疟原虫、卵形疟原虫
    6. 卫氏并殖吸虫病的病原学诊断方法为
        A. 痰液查成虫　　　　　　　　B. 粪便查成虫
        C. 尿液查虫卵　　　　　　　　D. 痰液和粪便查虫卵
        E. 十二指肠液查虫卵
    7. 日本血吸虫病主要流行在
        A. 仅在长江流域　　　　　　　B. 华北地区
        C. 长江流域及其以南地区　　　D. 西北地区
        E. 黄河流域
    8. 细粒棘球绦虫的感染阶段和侵入途径是
        A. 囊尾蚴、接触感染　　　　　B. 六钩蚴、经皮肤
        C. 虫卵、经口　　　　　　　　D. 棘球蚴、经口
        E. 成虫、经皮肤
    9. 下列哪种措施不是蛔虫病的防治措施
        A. 消灭蝇、蜚蠊　　　　　　　B. 加强卫生宣传教育，注意个人卫生和饮食卫生
        C. 治疗患者和带虫者　　　　　D. 加强粪便管理，实现粪便无害化
        E. 改变不良的饮食习惯，不吃生的或未煮熟的动物肉
    10. 广州管圆线虫的感染方式为
        A. 经口　　　　　　　　　　　B. 经输血
        C. 经皮肤　　　　　　　　　　D. 直接接触、间接接触
        E. 蚊虫叮咬
    11. 鼠疫病原体鼠疫耶尔森菌可在
        A. 蚤体表繁殖　　　　　　　　B. 蚤卵巢中繁殖
        C. 蚤体腔内繁殖　　　　　　　D. 蚤唾腺内繁殖
        E. 蚤前胃几丁质刺间繁殖
    12. 恙螨生活史中营寄生生活的是
        A. 雌螨　　　　　　　　　　　B. 雄螨
        C. 幼虫　　　　　　　　　　　D. 成虫
        E. 若虫

三、名词解释，举例说明（每题5分，共15分）

    1. 幼虫移行症　　　　　　　　　　2. 带虫免疫

3. 蝇蛆病

四、问答题

1. 能引起脑损害的寄生虫主要有哪些？请写出其致病阶段。
2. 刚地弓形虫感染普遍的原因有哪些？
3. 阐述血吸虫卵肉芽肿的形成机制及日本血吸虫卵肉芽肿的特点。

参考答案

一、填空题

1. 夺取营养、影响营养吸收　机械性损害　毒素作用　免疫病理
2. 包囊　慢性患者　带囊者
3. 生理盐水直接涂片法
4. 隐性　急性弓形虫病
5. 红细胞内期裂体生殖阶段
6. 小豆螺和拟钉螺　溪蟹
7. 虫卵　尾蚴
8. 猪囊尾蚴　猪带绦虫卵
9. 牧区　成虫　虫卵
10. 十二指肠钩口线虫　美洲板口线虫
11. 透明胶纸法（或肛门拭子法）　清晨排便前或洗浴前
12. 班氏吴策线虫和马来布鲁线虫
13. 改变不良饮食习惯，不食生的和未煮熟的动物肉
14. 舐吸　唇瓣　爪垫
15. 虱　硬蜱

二、选择题

1. E　2. E　3. A　4. C　5. E　6. D　7. C　8. C
9. E　10. A　11. E　12. C

三、名词解释

1. 幼虫移行症：某些动物体内寄生的蠕虫幼虫进入非正常宿主（包括人）体内，发育受阻，不能发育为成虫，但幼虫可在人体内长期移行，破坏组织，产生疾病。根据寄生虫幼虫侵犯的部位和症状，将其分为两型，即皮肤幼虫移行症和内脏幼虫移行症。如曼氏迭宫绦虫可引起皮肤和内脏幼虫移行症。

2. 带虫免疫：血内寄生原虫（疟原虫、刚地弓形虫等）诱导一种特异的免疫应答，可杀伤大量体内原虫，导致临床症状消失，并产生抗特异攻击的能力，若清除了寄生虫，免疫力就消失。如疟原虫诱导的免疫现象。

3. 蝇蛆病：蝇幼虫寄生在人体的组织和器官内引起的疾病叫蝇蛆病。临床上根据蝇幼虫寄生部位将蝇蛆病分为：①眼蝇蛆病（主要由狂蝇一龄幼虫寄生引起）；②口腔、耳、鼻咽蝇蛆病（多由绿蝇、金蝇、麻蝇幼虫引起）；③皮肤蝇蛆病（主要由纹皮蝇和牛皮蝇一龄幼虫引起，此外，绿蝇、金蝇幼虫侵入皮肤创伤处可引起创伤蝇蛆病）；④胃肠道蝇蛆病（主要由舍蝇、金蝇、麻蝇、丽蝇幼虫寄生引起）；⑤泌尿生殖道蝇蛆病（多由金蝇、绿蝇、

麻蝇幼虫引起）。

四、问答题

1. 引起脑损害的寄生虫主要有溶组织内阿米巴（滋养体）、福氏耐格里阿米巴（滋养体）、棘阿米巴属和巴拉姆希属阿米巴（滋养体和包囊）、恶性疟原虫和间日疟原虫（红细胞内期疟原虫）、刚地弓形虫（速殖子）、卫氏并殖吸虫（成虫、童虫）、斯氏并殖吸虫（童虫）、日本血吸虫（虫卵）、链状带绦虫（囊尾蚴）、曼氏迭宫绦虫（裂头蚴）、细粒棘球绦虫和多房棘球绦虫（棘球蚴）、广州管圆线虫（第四期幼虫或成虫早期）。（注：括号内为致病阶段。）

2. 刚地弓形虫感染普遍的原因有：①刚地弓形虫的中间宿主多（人、多种哺乳动物、鸟类、鱼类、爬行类），对宿主选择性不强。②刚地弓形虫可在中间宿主与终宿主（猫）之间，以及中间宿主与中间宿主之间传播。③刚地弓形虫感染阶段多（卵囊、包囊、假包囊和滋养体），所以感染的机会多。④包囊在中间宿主内存活时间长，卵囊和包囊对外界抵抗力强。⑤感染方式简单，主要经口感染。

3. （1）血吸虫卵肉芽肿形成机制：①血吸虫卵毛蚴分泌的可溶性虫卵抗原，透过壳孔释放到周围组织中。②巨噬细胞吞噬、处理此抗原，并将抗原信息传递给 T 淋巴细胞，使其分化增殖为致敏 T 淋巴细胞。③致敏的淋巴细胞再次接触到可溶性虫卵抗原时，释放多种淋巴因子（IL-2、IFN-γ、IL-4、IL-5、IL-10、粒细胞-巨噬细胞集落刺激因子、纤维生成因子等）。④在这些淋巴因子的作用下，淋巴细胞、巨噬细胞、嗜酸性粒细胞和成纤维细胞聚集在虫卵的周围，形成虫卵肉芽肿。

（2）日本血吸虫卵肉芽肿的特点：①日本血吸虫雌虫排卵量大，成簇地沉着在组织中，因此所造成的虫卵肉芽肿体积大。②日本血吸虫卵肉芽肿有大量的嗜酸性粒细胞和浆细胞，常出现中心坏死，形成嗜酸性脓肿。③虫卵周围有抗原抗体复合物，称何博礼现象，这是由于宿主组织中虫卵数量多，抗原浓度大；浆细胞多，产生大量抗体，因此虫卵周围有抗原抗体复合物沉着。

（高兴政）